就业技能培训新模式教材

母婴护理

本书编写组　编写

温传艳　审稿

中国劳动社会保障出版社

图书在版编目（CIP）数据

母婴护理 / 本书编写组编写 . -- 北京：中国劳动
社会保障出版社，2024. --（就业技能培训新模式教材）.
ISBN 978-7-5167-6505-0

Ⅰ. R714.61；R174

中国国家版本馆 CIP 数据核字第 20248KS158 号

中国劳动社会保障出版社出版发行

（北京市惠新东街 1 号　邮政编码：100029）

*

河北品睿印刷有限公司印刷装订　　新华书店经销

880 毫米 × 1230 毫米　32 开本　4.5 印张　105 千字
2024 年 8 月第 1 版　　2024 年 8 月第 1 次印刷

定价：**16.00 元**

营销中心电话：400-606-6496

出版社网址：http://www.class.com.cn

Preface 前 言

　　为深入实施人才强国战略、就业优先战略，健全完善终身职业技能培训体系，探索"互联网＋职业技能培训"新形态，不断加强职业培训教材与数字资源供给，有效提高培训质量，满足开展就业技能培训需要，特别是开展线上线下混合模式职业技能培训的需要，中国劳动社会保障出版社组织编写了就业技能培训新模式教材。在教材的组织编写过程中，以就业技能需求为依据，贯彻"以就业为导向，以技能为核心"的理念，并力求使教材具有以下特点：

　　精。教材内容以就业必备技能为主线，按照说明书的方式编写，精选就业岗位操作必备的知识和技能，满足就业技能培训的需要，让学员在短期内掌握岗位所需技能，顺利上岗。

　　融。教材以纸数融合为特色，将数字化资源与教学内容有机融合，学员不仅可以按照教材内容一步步掌握知识和技能，还可以通过扫描二维码反复观看操作技能实例视频等数字资源，便于直观学习理解，逐步提高技能水平。

　　易。对教材内容的呈现形式进行了精心设计，采用图表、色彩等多元化的呈现形式，同时还设置了"注意事项""小贴士"等多个小栏目，以使内容更加丰富且易于理解。

就业技能培训新模式教材的编写是一项探索性工作，由于时间紧迫，不足之处在所难免，欢迎各使用单位及个人对教材提出宝贵意见和建议，以便教材修订时补充更正。

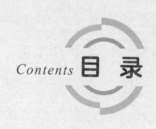

Contents 目 录

模块 一

基础知识

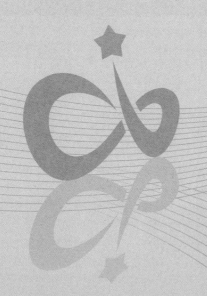

学习单元一　安全常识

一、家庭防火

家庭火灾往往会造成极大的财产损失和人员伤亡，因此预防家庭火灾具有重要意义，家庭火灾的常见原因及预防措施见表 1-1。

表 1-1　家庭火灾的常见原因及预防措施

	常见原因	预防措施
电器、电线引发火灾	◎ 家用电器年久失修，电线绝缘老化 ◎ 家用电器使用不当 ◎ 家庭中随意乱拉、乱接电线	◎ 掌握家用电器的正确使用方法 ◎ 使用接线板时不得超过功率限制 ◎ 若家用电器出现故障，应及时请专业人员进行修理
燃气引发火灾	◎ 忘记关闭燃气阀门或火焰意外熄灭，导致燃气泄漏 ◎ 燃气管线或燃气灶具维护不当	◎ 不得私自装、接燃气设备；使用燃气时要遵守操作规程 ◎ 燃气在使用过程中要有人照看，以免发生意外 ◎ 燃气使用完毕后，应关闭燃气阀门，以防漏气 ◎ 如遇燃气泄漏，不得开灯、点燃明火，应立即关闭燃气阀门，并打开门窗通风换气

二、用水安全

1. 常见用水安全隐患

（1）水质问题

未经处理的自来水，可能存在细菌、病毒或其他有害物质，对孕产妇和婴幼儿的健康造成威胁。

（2）水温问题

护理员需要为孕产妇和婴幼儿提供温度适宜的水。水温过高或过低，都可能对皮肤、口腔等造成伤害。特别是婴幼儿，对水温的敏感度更高。

（3）排水系统问题

因为家庭排水系统堵塞（如厨房下水道被食物残渣等杂物堵塞）、损坏等原因而发生水淹事故，会导致房屋积水、屋内物品受损。

（4）用水设施问题

因为家庭用水设施损坏或使用不当等原因而发生漏水事故，造成房屋积水、屋内物品受损等，如忘记关闭水龙头、淋浴喷头等。

2. 预防措施

※ 使用经过处理的水，如纯净水或经过过滤的水。

※ 为孕产妇和婴幼儿盥洗时，要确保水温适宜，避免因水温过高等造成意外伤害。

※ 清洗蔬菜、餐具时在水槽的下水口处放上过滤网，并随时清理垃圾。

※ 剩饭、剩菜等不要直接倒入马桶或便池，以免堵塞。

※ 浴室的地漏应经常清理，以防头发等堵塞下水道。

※ 定期对家庭用水设施进行检查，特别是水管接头、水龙头、淋浴喷头等易损坏的部位，如发现问题应及时处理。

三、用电安全

家庭用电不当，可能会导致漏电、触电、火灾等事故的发生。了解以下家庭用电的注意事项，有助于降低事故发生的概率。

※ 如果电器在使用中有异常的响声或气味，应立即停止使用，并切断电源，请专业人员进行维修。

※ 严禁用湿手操作电器开关或拔插电源。

※ 清洁电器时，不能让水浸湿电源和插座。

※ 功率大的电器应接地线，以免漏电造成人员伤亡。

※ 掌握一般电器的使用方法，对没有使用过的电器，在使用前应详细阅读说明书，严格按照使用说明进行操作。

四、用气安全

※ 使用燃气灶具时，要注意打开厨房窗户或抽油烟机，避免人员中毒或缺氧窒息。

※ 严格遵守"先点火后开气"的顺序，不能采用"气等火"的方式。

※ 烹饪食物时，必须有人照看，以免锅内食品烧干、烧焦导致发生事故。

※ 不使用不合格的燃气设备，不在燃气管道上挂载重物、电线等。

学习单元二　卫生常识

一、饮食卫生

家庭饮食要关注采买、加工、食用与储藏等环节的卫生，以避免食品卫生事故的发生，具体要求见表1-2。

表1-2　饮食卫生要求

环节	卫生要求
采买	◎ 食材外观应整洁，无霉斑、变质、腐烂等现象 ◎ 不购买病死、毒死或者死因不明的禽肉、畜肉、水产品 ◎ 检查食材包装是否完好，是否存在破损或泄漏情况 ◎ 检查食材的生产日期、保质期等信息
加工	◎ 加工肉类时要摘除有害腺体，洗净血渍；冷冻的肉类应自然解冻 ◎ 加工水产品时要去鳞、去鳃、去内脏 ◎ 加工蔬菜时要摘去黄叶，去除泥沙杂物和不可食用的部分，并反复清洗；清洗后的蔬菜不应放置过夜 ◎ 灶台面应经常洗刷，做到无油垢、无积灰、无食品残渣，烹饪结束后应清洁抽油烟机 ◎ 调料应妥善保存，用后及时盖好盖子，不使用变质、过期的调料 ◎ 饭菜一定要烧熟煮透，整只鸡、鸭等大块食品的中心温度要达到80摄氏度，在烹制过程中应注意翻动 ◎ 烘烤食品时应避免明火和食品直接接触 ◎ 注意操作卫生，生食和熟食分开加工，防止交叉污染

环节	卫生要求
食用	◎ 进食前，务必清洁双手，减少病从口入的机会 ◎ 生吃瓜果要洗净 ◎ 不随便吃野菜、野果，不吃腐烂变质的食品 ◎ 不喝生水
储藏	◎ 储藏食品的环境应保持干净整洁，避免积尘、杂物等污染食品 ◎ 储藏区域应定期清洁和消毒 ◎ 粮食要放在通风、干燥处，以防霉变生虫 ◎ 生鲜食品应储存在适宜的温度范围内，以延长食品保质期 ◎ 将不同种类的食品分类储存，避免交叉污染，尤其要将生食和熟食分开储存 ◎ 定期检查储藏的食品，排查有无过期、变质情况 ◎ 经常清洁整理冰箱、冰柜，将食品密闭包装后再放入保存，且放置时间不要过长

二、个人卫生

护理员的卫生状况直接关系到雇主的健康，干净整洁的仪容也更有利于帮助其获得雇主的认可。护理员的日常个人卫生要求具体见表1-3。

表1-3 护理员日常个人卫生要求

项目	要求
口腔	◎ 进食后及时漱口，清除口腔内的食品残余物，还可通过刷牙或使用牙线，清除卡在牙缝间的食品残渣，保持口腔卫生 ◎ 早晚刷牙，去除口腔异味，保持清新口气

项目	要求
双手	◎ 做好手部的清洗工作，饭前便后均应洗手 ◎ 在做饭、触摸食品、接触婴幼儿前要洗手 ◎ 洗手时应对手腕、手掌、手背、指甲、指甲缝等处，用肥皂或洗手液进行反复搓洗，指甲缝容易藏有污垢，应重点清洗 ◎ 不留长指甲，不涂抹指甲油，每周应剪指甲 1 ~ 2 次
双脚	◎ 坚持每日用温热水洗脚，保持双足清洁、无异味，注意清洁脚趾缝中的污物 ◎ 每周修剪趾甲 1 次
头发	◎ 每周至少清洗头发 2 次 ◎ 头发应梳理整齐，如留有长发，应束起或盘起，避免挡住婴幼儿的脸或被婴幼儿抓住 ◎ 做饭时应佩戴帽子，避免头发或头屑掉进饭菜
衣物	◎ 衣物整齐，衣服不能不系扣子或褶皱太多 ◎ 衣物要经常更换和清洗，夏季衣物应每天换洗，确保清洁无异味

三、环境卫生

干净、整洁的家居环境不仅可以减少细菌和病毒的滋生，还可以提高居住的舒适度，增加居住人员的幸福感。

※ 卧具要勤洗晒，灶具、炊具、餐具要勤清洗、消毒。

※ 勤扔垃圾，做到居室内无苍蝇、蚊子、老鼠、蟑螂等。

※ 勤开窗通风，每日至少通风 2 ~ 3 次，保持空气流通，减少细菌滋生。

※ 在家中摆放绿植，不仅可以吸收二氧化碳、二氧化硫，释放氧气，吸附和阻留灰尘，还能增加生活趣味。

模块 二

照护孕妇

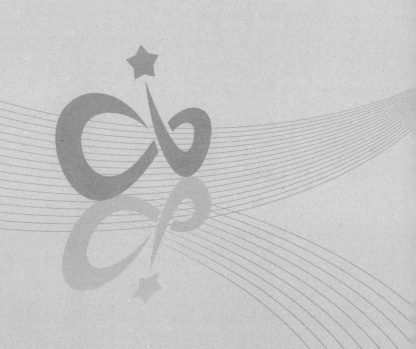

学习单元一　制作孕妇膳食

一、孕妇膳食的特点

1.营养要全面均衡

孕妇膳食最大的特点是营养要全面均衡。各类食物要均衡摄入，以保证营养的丰富和多样。

孕早期胎儿生长缓慢，无须额外补充营养。孕中期及以后，胎儿生长加速，此时需要适当增加营养。

（1）蔬菜水果类

蔬菜、水果富含的膳食纤维可以促进肠胃蠕动，调节人体生理机能。

（2）优质蛋白质类

鱼、肉、蛋、豆等食品中含有大量优质蛋白质，营养丰富。

（3）奶及奶制品类

奶及奶制品可以补充孕妇所需的钙，有助于胎儿发育，孕妇每天最好摄入2杯牛奶。

（4）油脂类

孕妇每天应摄入一定的油脂，做菜时应适当添加食用油。

2.增加营养素摄入

水、维生素、脂肪、糖类、蛋白质、无机盐、纤维素等是孕妇日常所需的基础营养素，孕妇需要根据怀孕的不同阶段，补充相应的营养素。普通人的日常饮食结构不能满足孕妇对营养素的需要，孕妇缺乏铁、钙、维生素 A、维生素 B_2、叶酸等微量营养素的情况较为普遍。另外，传统的饮食习惯和烹饪方法也会破坏部分微量营养素，因此，孕妇需要增加营养素摄入。

（1）孕前 3 个月和孕早期

补充叶酸和碘。孕妇缺乏叶酸可能导致胎儿患脊柱裂、神经管畸形等先天性疾病的风险增高；孕妇缺碘可能导致胎儿畸形、智力发育异常等。

除了叶酸和碘外，维生素 D、维生素 B_6、维生素 B_2、维生素 B_1、维生素 C 等也十分重要，因此孕早期补充含有叶酸的复合维生素制剂效果较好。另外，内陆地区的孕妇比沿海地区的孕妇更要注意补碘。

（2）孕中期

随着胎儿的迅速发育，孕妇还要补充钙、铁等微量元素。有条件的还可以补充亚麻酸，亚麻酸有助于胎儿的大脑和视网膜发育。

（3）孕晚期

胎儿的发育进一步加快，孕妇要进一步增加营养的摄入。蛋白质和碳水化合物是重要的营养素，需要适当增加。

3.注意饮食禁忌

孕期应戒烟禁酒，少食刺激性食物，尼古丁、酒精可能导致胎儿发育不良、畸形。

二、常规孕妇膳食制作实例

1. 清蒸鲈鱼

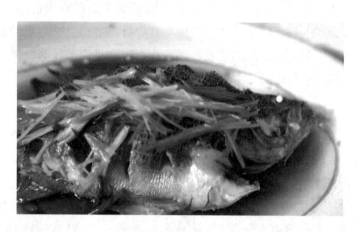

原料准备

鲈鱼	500 克	葱	20 克
胡萝卜	10 克	姜	10 克
盐	2 克	料酒	3 克
蒸鱼豉油	5 毫升	食用油	适量

操作步骤

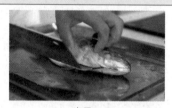

步骤 1

将鲈鱼去鳞，取出内脏后清洗干净，并沥干水分。

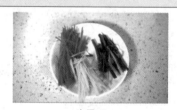

步骤 2

将葱、胡萝卜、姜切丝。

操作步骤	
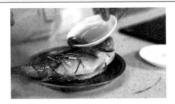	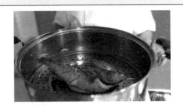
步骤 3 在鱼身两侧切几刀，将盐均匀涂抹在鱼身上，在鱼身上放葱丝、姜丝，用料酒、蒸鱼豉油将鱼腌渍 5 分钟。	**步骤 4** 将鱼放入蒸锅中，隔水蒸 7 分钟。
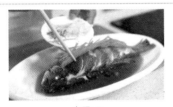	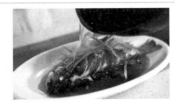
步骤 5 在鱼身上放胡萝卜丝、姜丝和葱丝。	**步骤 6** 将食用油在锅中加热后淋在鱼身上即可。

注意事项

※ 鲈鱼肉质细嫩，蒸的时间过久可能导致肉质变老，影响口感。

※ 蒸锅内的水量宜达到蒸锅高度的 2/3，若蒸锅内水量不足，可能导致蒸出的鲈鱼口感干硬。

扫码看视频

清蒸鲈鱼

2. 西红柿炒鸡蛋

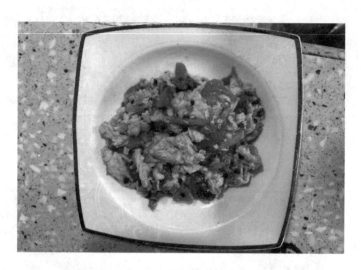

原料准备

西红柿	2 个	葱	10 克
鸡蛋	2 个	盐	2 克
食用油	20 毫升		

操作步骤

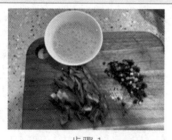

步骤 1

将西红柿洗净后去蒂、切块，葱切成葱花。将鸡蛋打入碗中，加盐后打散至表面起泡。

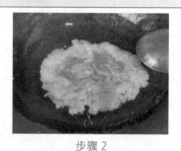

步骤 2

锅热后倒入食用油，油温七成热时加入鸡蛋。将鸡蛋炒至基本凝固并用锅铲分成块，盛出备用。

操作步骤	
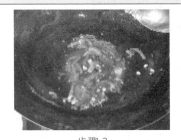 步骤 3 锅中倒入少量食用油，加入葱花后小火煸炒，放入西红柿块，转大火迅速翻炒均匀。	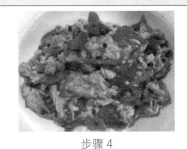 步骤 4 加入盐和炒好的鸡蛋，翻炒均匀，撒上葱花，关火盛盘。

注意事项

※ 打散鸡蛋时，在碗中加入少量清水可以使鸡蛋更加松软。

※ 炒制时加入少许西红柿酱可使菜品的味道更加浓郁，颜色更加鲜亮。

3. 猪肝菠菜汤

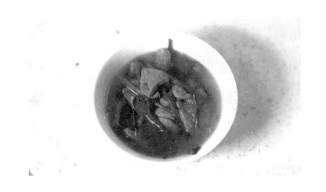

原料准备

猪肝	200 克	菠菜	200 克
葱	10 克	姜	10 克
食用油	适量	水	800 毫升
盐	2 克		

操作步骤

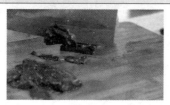

步骤 1

将猪肝切成薄片，菠菜去除根部后切段，葱切段，姜去皮切片。

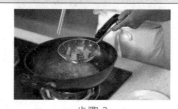

步骤 2

将猪肝放入沸水中汆烫 10 秒，以去除血水，捞出后沥干备用。

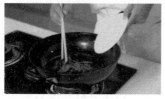

步骤 3

将菠菜放入沸水中汆烫 10 秒，捞出备用。

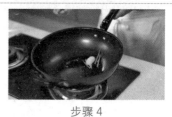

步骤 4

锅热后倒入食用油，烧热后放入姜片、葱段爆炒出香味。

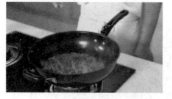

步骤 5

加水，大火煮沸后放入菠菜。

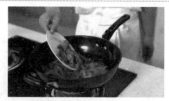

步骤 6

调至中火放入猪肝。

操作步骤	
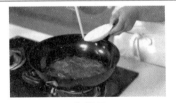 步骤 7 中火煮沸后放盐并搅拌均匀。	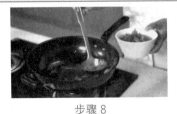 步骤 8 关火后盛出。

注意事项

※ 猪肝的腥膻味较重，在沸水中汆烫可以去除异味；菠菜中含有大量的草酸，在沸水中汆烫可以去除草酸及酸涩的口感。

※ 猪肝久煮易变老，影响口感，故汆烫应迅速，与菠菜同煮的时间也不宜过长。

扫码看视频

猪肝菠菜汤

学习单元二　照护孕妇沐浴、更衣

一、照护孕妇沐浴

若孕妇无法自行沐浴，护理员可按照以下步骤照护其沐浴。

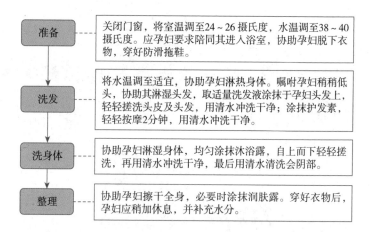

准备	关闭门窗，将室温调至24～26摄氏度，水温调至38～40摄氏度。应孕妇要求陪同其进入浴室，协助孕妇脱下衣物，穿好防滑拖鞋。
洗发	将水温调至适宜，协助孕妇淋热身体。嘱咐孕妇稍稍低头，协助其淋湿头发，取适量洗发液涂抹于孕妇头发上，轻轻搓洗头皮及头发，用清水冲洗干净；涂抹护发素，轻轻按摩2分钟，用清水冲洗干净。
洗身体	协助孕妇淋湿身体，均匀涂抹沐浴露，自上而下轻轻搓洗，再用清水冲洗干净，最后用清水清洗会阴部。
整理	协助孕妇擦干全身，必要时涂抹润肤露。穿好衣物后，孕妇应稍加休息，并补充水分。

注意事项

※ 孕妇沐浴宜选择淋浴。

※ 孕妇沐浴的水温不宜超过45摄氏度，以孕妇感觉舒适为宜。

※ 孕妇沐浴的时间不宜过长，以10～15分钟为佳。沐浴的频率应根据孕妇的生活习惯和季节而定。

※ 如孕妇要求单独沐浴，护理员应告知其沐浴时的注意事项。沐浴时不可锁门，必要时在浴室中放一把椅子，供孕妇中途休息。

二、照护孕妇更衣

孕妇在怀孕期间身体会发生很多变化，如体重增加、腹部变大等，这些都可能导致孕妇更衣不便，护理员可按照以下步骤照护孕妇更衣。

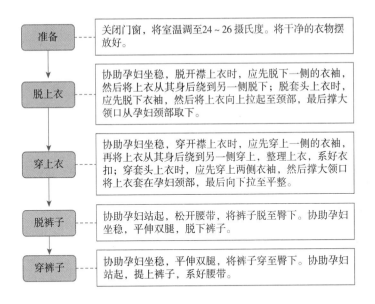

准备	关闭门窗，将室温调至24～26摄氏度。将干净的衣物摆放好。
脱上衣	协助孕妇坐稳，脱开襟上衣时，应先脱下一侧的衣袖，然后将上衣从其身后绕到另一侧脱下；脱套头上衣时，应先脱下衣袖，然后将上衣向上拉至颈部，最后撑大领口从孕妇颈部取下。
穿上衣	协助孕妇坐稳，穿开襟上衣时，应先穿上一侧的衣袖，再将上衣从其身后绕到另一侧穿上，整理上衣，系好衣扣；穿套头上衣时，应先穿上两侧衣袖，然后撑大领口将上衣套在孕妇颈部，最后向下拉至平整。
脱裤子	协助孕妇站起，松开腰带，将裤子脱至臀下。协助孕妇坐稳，平伸双腿，脱下裤子。
穿裤子	协助孕妇坐稳，平伸双腿，将裤子穿至臀下。协助孕妇站起，提上裤子，系好腰带。

注意事项

※ 照护孕妇更衣时，要细心、耐心，动作轻柔，随时询问其感受。
※ 换下的衣物要及时清洗干净，在阳光下晒干后叠好存放。

学习单元三　陪同孕妇出行

做好出行准备

　　孕妇出行时需有人陪同、照护，护理员应根据天气情况为孕妇增减出行衣物，准备防滑、舒适的出行用鞋，并整理好出行需携带的物品。孕妇宜轻装出行，随身物品由护理员携带。

选择合适的出行方式

※ 乘坐公交或地铁。应避开出行高峰时段，照护孕妇上车时，小心碰撞，避免争抢。上车后，照护孕妇坐稳扶好。

※ 乘坐火车或飞机。孕妇不宜久坐不动，条件允许时，可陪同孕妇稍加活动，活动时要抓稳扶好。

※ 乘坐出租车或私家车。照护孕妇坐好，并系好安全带。

在外做好照护

※ 购物。避开人流高峰时段，并注意让孕妇休息，单次购物时间宜控制在 2 小时以内。如孕妇感到饥饿，可适当吃些零食。

※ 产检。应提前熟悉就诊医院的产检流程，为孕妇挂号、交纳费用，并陪同孕妇在候诊区等待就诊。

学习单元四　为孕妇做产前准备

　　产前准备包括产前心理准备和产前物品准备，二者的目的都是确保分娩的顺利进行以及母婴的健康。护理员应指导孕妇做好产前心理准备，并协助孕妇做好产前物品准备。

一、产前心理准备

※ 建议准父母参加医院、孕妇学校的培训学习，也可咨询专业人员或购买相关专业图书，获取孕期照护和分娩的有关知识。

※ 鼓励孕妇说出心中的焦虑，针对不同情况，协同医生、家属给予其心理支持。

※ 向孕妇讲解孕期和分娩过程中可能出现的不适及应对技巧，缓解孕妇的焦虑与恐惧。

※ 鼓励孕妇的家人参与孕期照护和分娩过程，以给予孕妇关怀及信心。

二、产前物品准备

1.孕妇物品准备

孕妇可能会在预产期前出现临产征兆，护理员需要协助孕妇提前准备好住院所需的物品（见表2-1）。

表2-1　孕妇物品准备

物品	数量	物品	数量
外穿衣物	2～3套	哺乳内衣	2～3套
纯棉内裤	1盒	棉袜	2～3双
月子鞋	1双	软毛牙刷	2支
毛巾	3～4块	盆	2～3个
一次性护理垫	1包	卫生巾	3～4包
防溢乳垫	1包	吸管	1包
保温水杯	1个	吸奶器	1套

注意事项

※ 应根据季节准备衣物，要求柔软、舒适、吸汗、厚薄适中。
※ 入院前应准备好准生证、医保卡（医疗保险手册）、门诊病历、准父母双方的身份证、孕产妇保健手册等。

2.新生儿物品准备

除了做好孕妇的物品准备，护理员还要准备好新生儿出生后需要用到的物品（见表2-2）。准备这些物品是护理员照护新生儿的工作之一，这将有助于更好地照护新生儿。

表2-2　新生儿物品准备

物品	数量	物品	数量
衣物	5～6套	尿布或纸尿裤	2包
包被	2套	浴巾	2块

物品	数量	物品	数量
毛巾	3～4块	盆	2个
沐浴露	1瓶	润肤露	1瓶
抚触油	1瓶	护臀膏	1瓶
新生儿湿巾	2包	抽纸	1提
棉签	1盒	酒精	1瓶
体温计	1支	指甲剪	1把
洗衣液	1瓶		

注意事项

※ 新生儿衣物要选择柔软、宽松、舒适、便于穿脱的纯棉制品。

※ 尿布需要选用质地柔软、吸水性好、透气性强、便于洗涤的纯棉制品。

学习单元五　乳房护理

一、乳房的构成

乳房主要由腺体组织、纤维组织、脂肪组织等构成（见表2-3）。

表2-3　乳房的构成

构成	说明
腺体组织	由15～20个腺叶组成。腺叶以乳头为中心，呈放射状排列，每个腺叶分成若干个乳腺小叶，每个乳腺小叶又由10～100个腺泡组成。腺泡紧密地排列在小乳管周围，腺泡的开口与小乳管相连。多根小乳管汇集成小叶间乳管，多根小叶间乳管再汇集成输乳管。输乳管又称乳腺管，共有15～20根，以乳头为中心，呈放射状排列，汇集于乳晕，开口于乳头。孕期或产后挤压乳晕，乳汁即可从乳头排出
纤维组织	维持乳房形状的主要组织，分布于乳房皮下，连接各乳腺小叶及输乳管，起包围和间隔作用。纤维组织既能使乳房在皮下有一定的活动度，又能使乳房在人体直立时不发生明显下垂
脂肪组织	填塞乳房其他部位的组织，能使乳房丰腴饱满

二、孕期乳房的生理变化

随着胎儿在母体内的发育，孕妇的乳房也会发生一系列的生理变化。

孕早期　受体内雌激素、孕激素增多的影响，乳房会轻度胀痛、增大，乳头会变得更加坚挺和敏感。乳晕逐渐扩大、颜色变深，同时乳晕周围出现深褐色的蒙氏腺。蒙氏腺分泌的油性抗菌物质，可以对乳头和乳晕起到润滑、保护的作用。

 孕中期、孕晚期　 随着腺体组织的增大，挤压乳房可能会有少量乳汁流出。

三、乳房护理的要点

1. 保持日常清洁

每日用温水轻擦双侧乳房及周围的皮肤，以除去污垢、保持清洁。若乳头及乳晕周围有蒙氏腺分泌所形成的结痂，可先在局部涂抹一些植物油，待结痂软化后，再用温水擦洗干净。

2. 遵医嘱进行乳头纠正

正常乳头凸出于体表，若乳头不能凸出或向内凹陷，即为乳头扁平或乳头凹陷。新生儿不易衔住扁平或凹陷的乳头，可在孕期对乳头进行纠正。

（1）乳头伸展练习

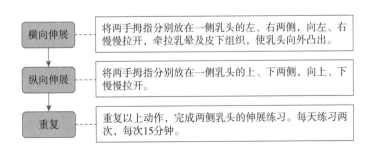

（2）乳头牵拉练习

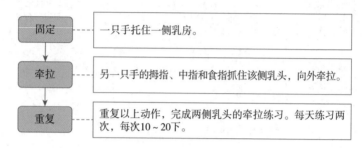

固定	┈┈	一只手托住一侧乳房。
牵拉	┈┈	另一只手的拇指、中指和食指抓住该侧乳头，向外牵拉。
重复	┈┈	重复以上动作，完成两侧乳头的牵拉练习。每天练习两次，每次10～20下。

（3）佩戴乳头纠正器

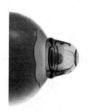

乳头纠正器

　　乳头扁平或凹陷的孕妇，可在胎儿足月后佩戴乳头纠正器，以对乳头及周围组织起到拉伸作用，使乳头保持持续凸起。

注意事项

※ 整个孕期对乳头的刺激不宜过多，尤其是在孕早期和孕中期，过度刺激乳头可能诱发宫缩，引发流产或早产。

※ 乳房护理应听从医生的建议。

※ 进行乳头纠正时，动作要轻柔，避免乳头受到损伤。

※ 产后婴幼儿的吸吮对于纠正乳头凹陷往往很有效。

模块 三

照护产妇

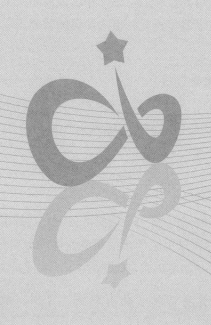

学习单元一　制作产妇膳食

一、产妇膳食的特点

1. 产妇膳食的营养要求

产妇的膳食营养不仅关系到自身的健康，也关系到婴幼儿的健康成长，因此必须得到足够的重视。在保证食品安全和卫生的前提下，产妇饮食应该尽量多样化，摄入足够的营养，以保证自身和婴幼儿的需求。

（1）摄入足量蛋白质

产妇体质虚弱，而生殖器官复原、脏腑功能康复、泌乳和喂哺新生儿均需要大量蛋白质的参与。产妇每日需要摄入蛋白质 90～100 克，较正常女性多 20～30 克。产妇每日泌乳要消耗蛋白质 10～15 克，6 个月内的婴幼儿对 8 种必需氨基酸的需求量较大，因此，足量蛋白质的摄入对产妇是十分必要的。

动物性食品如鸡蛋、禽肉、鱼肉可提供充足的优质蛋白质，产妇宜多食用。产妇每日摄入的蛋白质应保证有 1/3 以上来自动物性食品。豆类及豆制品能提供质量较好的蛋白质和钙，也应保证摄入。

★蛋白质含量丰富的食物有鸡蛋、鱼肉、瘦猪肉、鸡肉、牛肉、羊肉、小米、大豆等。

（2）摄入高热量饮食

碳水化合物是我国居民饮食中最主要的热量来源，产妇每日需要的热量非常高，因此可适当吃一些碳水化合物含量丰富的食物，如面、大米、小米、玉米等。产妇的热量需求单靠碳水化合物是远远不能满足的，还应摄入羊肉、瘦猪肉、牛肉、鸡肉等动物性食品和高热量的坚果类食品，如核桃仁、花生米、芝麻、松子等。

（3）补充维生素

产妇对各种维生素的需求量较怀孕时增加较多，因此产后膳食中应增加各种维生素的摄入，以维持产妇的自身健康，促进乳汁分泌，满足新生儿生长需要。

★维生素含量丰富的食物有新鲜的蔬菜和水果，如菠菜、西蓝花、柠檬、柑橘等。

（4）摄入充足的钙、铁

钙是骨骼组成的重要成分，是促进骨骼发育的重要营养素。怀孕和哺乳会加速钙的流失，缺钙会带来腰痛、腿痛、骨质疏松等问题。所以，产妇必须摄取足够的钙，以保证自身需求和新生儿生长发育的需要。泌乳使产妇每日消耗大约300毫克的钙，因此产妇宜食用钙含量丰富的食物。

★钙含量丰富的食物有虾皮、紫菜、牛奶、海带、芝麻酱等。如果有必要，也可选用乳酸钙、钙骨粉等钙剂。

分娩时失血和产后哺乳都会加速产妇铁的流失，因此产妇膳食中一定要有铁含量丰富的食物来补充身体所需。

★铁含量丰富的食物有蛋黄、猪血、油菜、菠菜、黑木耳、红枣、动物肝脏、红糖、豆制品等。

（5）补充促进伤口愈合的食物

产妇分娩时会留下伤口，为了促进伤口愈合，在安排产妇膳食时，可增加一些富含胶原蛋白以及维生素的食物。

★如鲈鱼、猪蹄、海带、黑木耳、乳鸽、西红柿、黑豆等。

（6）补充膳食纤维

产妇在产后初期需要静养，活动量少，因此产妇容易发生便秘，这对其身体恢复很不利。为防止产妇便秘，必须增加膳食纤维的摄入。

★食用红豆饭、黑豆饭、地瓜饭等杂粮主食，以及芹菜等富含膳食纤维的蔬菜都是较好的选择。

2.产妇膳食原则

※ 品种多样，粗细、干稀搭配。

※ 荤素搭配，不能偏食。

※ 多吃蔬菜、水果，尤其是薯类。

※ 每天食用奶类、豆类及豆制品。

※ 经常食用鱼肉、禽肉、鸡蛋。

※ 减少食用油用量，饮食宜清淡、少盐，烹调方式以蒸、煮、炖、煲为佳。

※ 少食多餐，避免一次进食过多，并适当活动。

3. 产妇膳食要点

了解产后不同阶段的产妇膳食要点不仅有利于产妇的身体恢复，还有助于改善产妇的精神状态。产后不同阶段的产妇膳食要点见表 3-1。

表 3-1 产妇膳食要点

阶段	膳食要点
产后第一周	◎ 以开胃食物为主，饮食要清淡，忌油腻，如鸡丝黄豆芽、小米粥、红枣糖水、红豆汤等 ◎ 顺产的产妇在产后 1 ~ 2 天，消化能力较弱，应食用清淡、稀软、易消化的食物，后续逐步恢复正常饮食 ◎ 剖宫产的产妇在术后 6 小时内，可喝些温开水。术后产妇肠胃功能恢复者可进食流质食物，之后逐步过渡到正常饮食
产后第二周	可进行温和食补，如时令蔬菜、猪肝、猪腰等
产后第三周及以后	可适量进补，如花生猪脚、炖鸡等

> **小贴士**
>
> ※ 流质食物是指易于消化、呈流体状态的食物，包括各种菜汁、果汁、汤面、馄饨、蛋花汤、粥等。
>
> ※ 产妇住院期间的膳食应遵从医嘱，并征求产妇的意见。
>
> ※ 产妇膳食的制作要选择新鲜的食材，每餐都尽量现做现吃，产妇不宜食用方便食品及腌制食品。

4. 产妇膳食禁忌

掌握产妇膳食禁忌可以避免对产妇的消化系统产生刺激，从而促进产后恢复。

（1）忌产后立即服用人参

人参有大补元气的功效，但刚刚分娩的产妇服用后，可能会加剧产后出血。待产妇分娩两月后，若还存在气虚症状，可按照医嘱服用人参。

（2）忌饮食完全禁盐

产妇饮食应少盐，但不能完全无盐，因为产妇产后出汗多，体内容易缺水、缺盐，严重者会出现电解质失衡的现象，因此产妇应适当补充盐分。

（3）忌喝红糖水超过十天

红糖有活血作用，如果持续喝红糖水超过十天，可能导致产妇出血量增加，造成产妇贫血。

（4）忌产后一周喝老母鸡汤

老母鸡含有较高的雌激素，可能会使产妇体内雌激素增高，催乳素减弱，抑制乳汁分泌，导致乳汁不足，甚至停止分泌。

（5）忌只喝汤不吃肉

产妇产后出汗多，宜适量喝汤，如鸡汤、鱼汤、菜汤、排骨汤等，但需要注意，喝汤的同时也要吃肉，肉类含有丰富的营养，只喝汤不吃肉会影响身体营养的均衡。

（6）忌产后立即喝催乳汤

产妇在分娩后输乳管并不会立即完全畅通，如果此时喝催乳汤，可能会使催发的乳汁大量堵在输乳管内，导致产妇出现泌乳热、乳房胀痛，甚至乳腺炎等情况。

二、常规产妇膳食制作实例

1. 清炒虾仁

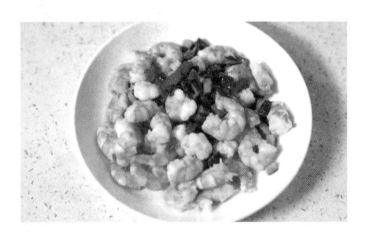

原料准备

虾	200 克	盐	1 克
淀粉	5 克	蛋清	1 份
红甜椒	30 克	黄瓜	50 克
食用油	适量	葱	10 克
姜	5 克		

操作步骤

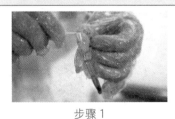	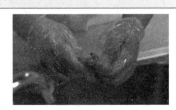
步骤 1	步骤 2
用牙签挑去虾线。	剥去虾壳。

操作步骤

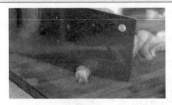

步骤 3

将虾切段，吸干水分后放入碗中。

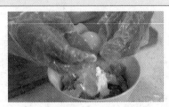

步骤 4

加入盐、淀粉、蛋清，搅拌均匀至上浆。

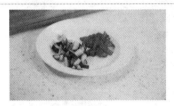

步骤 5

将红甜椒和黄瓜洗净，切成小丁，放入盘中备用。

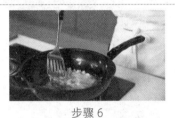

步骤 6

锅烧热，倒入少许食用油，烧至四成热，放入浆好的虾，并迅速炒散。

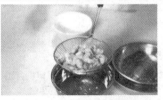

步骤 7

待虾变红后迅速捞出，盛盘待用。

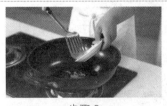

步骤 8

锅中倒入少许食用油，放入葱、姜煸香。

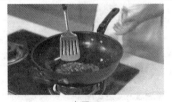

步骤 9

放入黄瓜和红甜椒，翻炒片刻。

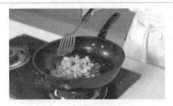

步骤 10

放入炒好的虾，翻炒几下即可出锅装盘。

注意事项

※ 采购食材时，注意选择新鲜的活虾，避免采购过期或质量不佳的食材。

※ 烹饪过程中，避免添加过多的刺激性调料，以免刺激产妇的消化系统。

※ 烹饪过程中，必须将虾炒熟，避免产妇食用不熟的食材。

扫码看视频

清炒虾仁

2.蒜蓉丝瓜

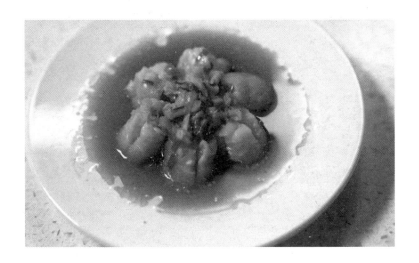

原料准备

丝瓜	200 克	蒜	50 克
葱	10 克	食用油	适量
生抽	20 毫升	盐	1 克

操作步骤

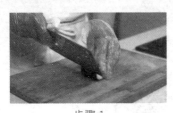

步骤 1

将丝瓜去皮、洗净。

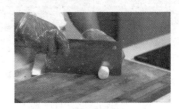

步骤 2

切成 3 厘米长的小段。

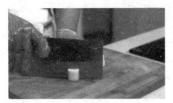

步骤 3

在丝瓜中间切十字刀。

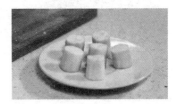

步骤 4

将丝瓜整齐地码放在盘中。

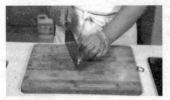

步骤 5

将蒜去皮，剁成蒜蓉，将葱切成葱花。

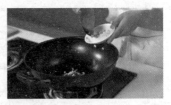

步骤 6

锅中倒入食用油，烧至五成热后加入蒜蓉、葱花煸炒。

操作步骤

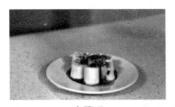

步骤 7

锅中加入生抽、盐，把爆香的蒜蓉、葱花均匀地铺在丝瓜上。

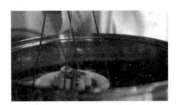

步骤 8

将盘子放入蒸锅，隔水蒸3分钟即可。

注意事项

※ 蒜蓉、葱花中加入少许盐，可使菜品更加美味。

※ 在丝瓜上切十字刀时，注意不要切到底。

※ 蒸制的时间不宜过久，以免丝瓜太软，影响菜品的形状和口感。

扫码看视频

蒜蓉丝瓜

三、催乳膳食制作实例

1. 通草鲫鱼汤

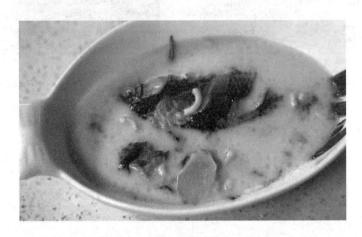

原料准备

鲫鱼	500 克	通草	3 克
姜	5 克	食用油	适量
热水	1 000 毫升	盐	1 克

操作步骤

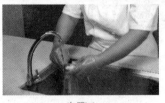

步骤 1

将鲫鱼去鳞，通草切段，姜切片。

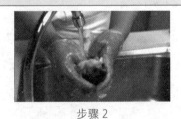

步骤 2

将鲫鱼开膛去除内脏、黑膜，去除鱼鳃，冲洗干净。

操作步骤	

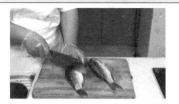

步骤 3

在鲫鱼身体两侧切花刀。

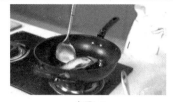

步骤 4

锅中倒入食用油，烧热后放入鲫鱼煎制。

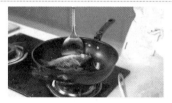

步骤 5

煎完一面后煎另一面。

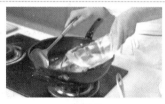

步骤 6

煎好后，锅中倒入 1 000 毫升热水。

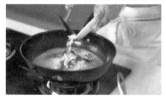

步骤 7

大火煮沸后，加入姜片、通草，转小火炖煮 1 小时。

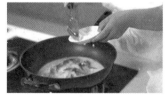

步骤 8

加入盐即可出锅装盘。

注意事项

※ 采购时应挑选个头适中、鳞片整齐、肉质饱满的活鲫鱼。

※ 煎鱼前用姜片擦锅可有效防止鱼粘锅。

※ 煎鱼时需开小火，把鲫鱼放入锅中煎至两面金黄，注意不要频繁翻面，以免鱼肉散开。

扫码看视频   通草鲫鱼汤

2. 丝瓜蛋汤

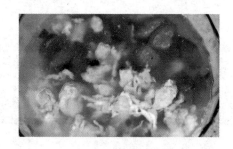

原料准备

丝瓜	300 克	葱	10 克
鸡蛋	2 个	盐	2 克
清水	1 000 毫升		

操作步骤			

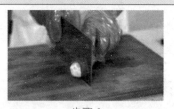
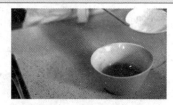

步骤 1	步骤 2
将丝瓜去皮、洗净，滚刀切成块状。将葱切成葱花。	鸡蛋打散后加入少许盐。

操作步骤

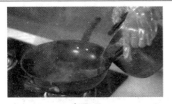

步骤 3

锅中放入 1 000 毫升清水。

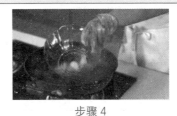

步骤 4

烧开后加入丝瓜。

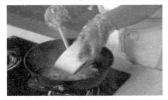

步骤 5

再次烧开后，转圈倒入打好的鸡蛋。

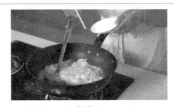

步骤 6

烧开后加入盐、葱花，出锅即可。

注意事项

※ 加入鸡蛋后不要煮太久，以免煮制时间过长影响汤色和口感。

※ 盐要适量，过量会影响丝瓜的口感。

※ 烹饪过程中，注意不要加盖锅盖。

※ 加入豆腐、虾仁、鱼片等食材，可以使汤的味道更加鲜美。

扫码看视频

丝瓜蛋汤

四、加餐餐点制作实例

1. 紫薯包

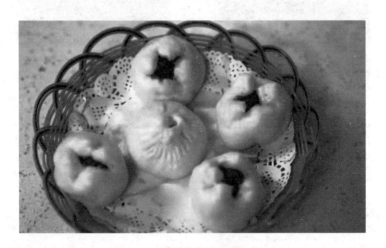

原料准备

紫薯	200 克	白糖	10 克
酵母	5 克	水	250 毫升
面粉	500 克		

操作步骤

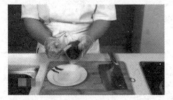

步骤 1

将紫薯去皮后洗净。

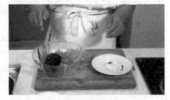

步骤 2

放入蒸锅蒸熟后，取出放入碗中。

操作步骤	
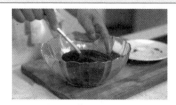 步骤 3 用勺子将紫薯压成泥状。	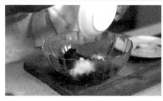 步骤 4 加入适量的白糖，搅拌均匀后待用。
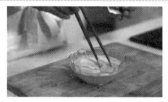 步骤 5 将酵母加入水中。	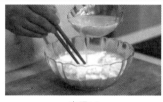 步骤 6 搅拌均匀后，少量多次地加入面粉中，边加边搅拌。
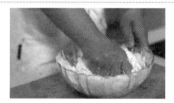 步骤 7 将面粉揉成光滑的面团。	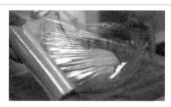 步骤 8 盖上保鲜膜，等待面团发酵至原体积的 1.5 ～ 2 倍。
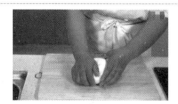 步骤 9 将发酵好的面团揉至光滑。	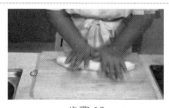 步骤 10 将面团搓成长条状。

操作步骤

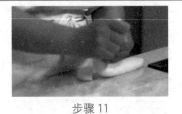

步骤 11

分割成剂子。

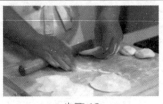

步骤 12

将剂子擀成中间厚、边缘薄的面皮。

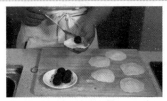

步骤 13

将紫薯泥搓成圆球，放入面皮中间，包成包子。

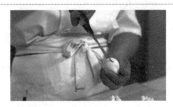

步骤 14

也可以做成开口形状的包子。

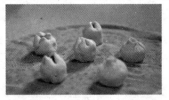

步骤 15

将紫薯包放入蒸锅中发酵15～20分钟。

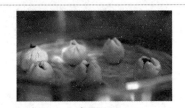

步骤 16

冷水上锅蒸15分钟，关火焖3分钟即可出锅。

注意事项

※ 紫薯泥越细腻，紫薯包的形状越美观，所以要尽量用勺子将紫薯泥压得细腻一些。

※ 发酵所需时间会依据环境温度的变化而变化，夏天短一些，冬天长一些。

※ 揉面时，在案板上撒一点面粉可有效防止粘连，但注意不要撒得太多，以免影响口感。

扫码看视频

紫薯包

2. 鲜肉馄饨

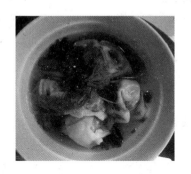

原料准备

猪肉	200 克	葱	20 克
姜	20 克	鸡蛋	1 个
盐	2 克	生抽	5 毫升
胡椒粉	3 克	馄饨皮	200 克
紫菜	10 克	醋	5 毫升
香菜	适量	清水	适量

操作步骤

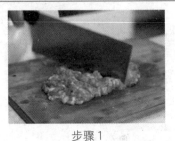

步骤1

将猪肉洗净,剁成泥,或切成小块后放入搅拌机搅拌成泥,放入碗中待用。

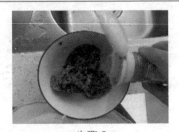

步骤2

葱切成葱花,姜切成姜末,在肉泥中加入鸡蛋,并放入适量的盐、生抽、姜末、胡椒粉。

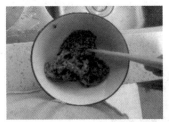

步骤3

用筷子将馅料顺着一个方向搅拌均匀。

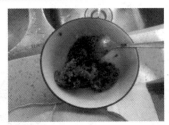

步骤4

加入葱花继续搅拌均匀。

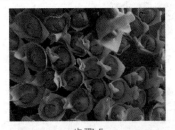

步骤5

把一张馄饨皮摊开,在中间放上适量的馅料,将馄饨皮对折,再把两角捏在一起。

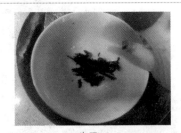

步骤6

把紫菜撕碎,放入碗中,加入适量的葱花、生抽和醋。

操作步骤	
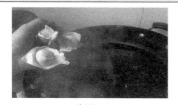
步骤 7
锅中倒入清水，大火烧开后放入包好的馄饨，轻轻搅拌，防止粘连。 |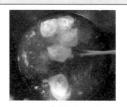
步骤 8
再次煮沸，待馄饨浮于水面上时，转小火煮 2 分钟即可出锅。
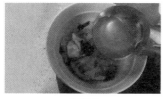
步骤 9
将煮好的馄饨盛入放好调料的碗中，加入适量煮馄饨的汤。 |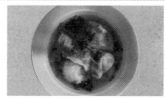
步骤 10
根据口味撒上香菜，搅拌均匀即可。

注意事项

※ 调制馄饨馅料时，猪肉的肥瘦比例为 2 ∶ 8 最合适，这样的馅料吃起来不仅又香又嫩，还有抱团不散的良好口感。

※ 煮馄饨时，要等水烧开后才可以下锅，以免馄饨煮散或者不熟。

※ 煮好的馄饨要及时捞出，不要在锅中停留过长时间，以免粘连在一起。

※ 馄饨汤可以用骨头汤、鸡汤等高汤代替清水，这样可以增加馄饨的鲜美度。

学习单元二　照护产妇沐浴、更衣

产后初期，产妇身体虚弱，术后伤口疼痛，活动受限，因此产妇在沐浴、更衣时需要护理员的照护。

一、照护产妇沐浴

1. 照护产妇淋浴

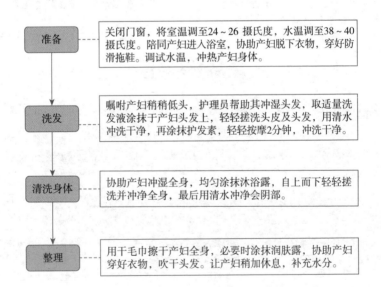

准备 —— 关闭门窗，将室温调至24～26摄氏度，水温调至38～40摄氏度。陪同产妇进入浴室，协助产妇脱下衣物，穿好防滑拖鞋。调试水温，冲热产妇身体。

洗发 —— 嘱咐产妇稍稍低头，护理员帮助其冲湿头发，取适量洗发液涂抹于产妇头发上，轻轻搓洗头皮及头发，用清水冲洗干净，再涂抹护发素，轻轻按摩2分钟，冲洗干净。

清洗身体 —— 协助产妇冲湿全身，均匀涂抹沐浴露，自上而下轻轻搓洗并冲净全身，最后用清水冲净会阴部。

整理 —— 用干毛巾擦干产妇全身，必要时涂抹润肤露，协助产妇穿好衣物，吹干头发。让产妇稍加休息，补充水分。

注意事项

※ 产后初期宜选择淋浴，禁止盆浴，以防引起盆腔感染。淋浴时水温不可过高，时间不宜过长，以 5 ~ 10 分钟为宜。淋浴的频率可根据产妇的生活习惯和季节而定。

※ 产妇淋浴时用淋浴喷头冲洗乳房，可促进乳汁分泌，使输乳管通畅。

※ 若产妇要求单独淋浴，护理员应告知其淋浴时的注意事项。淋浴时不可锁门，必要时在浴室中放一把椅子，供产妇中途休息。

※ 顺产产妇在产后 3 ~ 5 天即可淋浴，剖宫产产妇需根据伤口恢复情况而定，正常情况下产后两周开始淋浴。

2. 照护产妇床上擦浴

操作准备

关闭门窗，将室温调至 26 ~ 28 摄氏度。

操作步骤

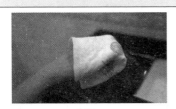	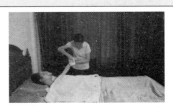
步骤 1	步骤 2
在脸盆内放入温水、毛巾，揉搓毛巾。将微湿的毛巾包在手上呈手套状。	为产妇脱去上衣，先脱近侧，再脱对侧。将浴巾铺于产妇胸腹部，暴露产妇一侧上肢，一只手托住产妇肘部及前臂，另一只手进行擦洗。用同样方法擦洗另一侧上肢。

操作步骤

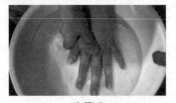

步骤 3

将产妇手部浸泡于温水中，洗净并擦干。

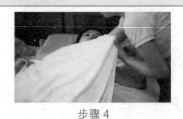

步骤 4

一只手掀起浴巾，另一只手依次擦洗产妇胸腹部。擦洗胸部时，如产妇在生理性涨奶期，动作应特别轻柔。擦洗腹部时，要注意避开剖宫产产妇的伤口。

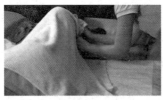

步骤 5

协助产妇侧卧，背向护理员，将浴巾铺于产妇背部，依次擦洗后颈部、背部、臀部。协助产妇穿上清洁的上衣，并使其呈仰卧位。

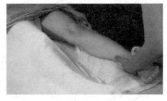

步骤 6

为产妇脱去裤子，用浴巾盖住产妇下肢。暴露产妇一侧下肢，依次擦洗髋部、大腿、小腿，并用浴巾擦干。用同样方法擦洗另一侧下肢。

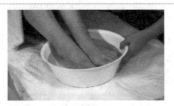

步骤 7

协助产妇屈膝，在床尾放置足盆，将产妇双脚浸泡于温水中，洗净并擦干。

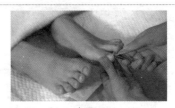

步骤 8

将一次性护理垫铺于产妇臀下，协助或指导产妇由上至下擦洗会阴部。协助产妇穿上清洁的裤子。根据需要，为产妇梳头、修剪指（趾）甲等。协助产妇呈舒适卧位，整理用物。

注意事项

※ 擦浴时，一般用温水擦净、浴巾擦干即可。如皮肤污垢较多，可先用温水湿润皮肤，再用涂有肥皂的毛巾擦洗，然后用干净的湿毛巾擦去皂液，最后用浴巾擦干。

※ 如产妇是剖宫产或会阴部有伤口，注意擦洗伤口周围时不要触及伤口。

※ 擦浴时，应只暴露当前需要擦洗的部位，擦洗完毕用浴巾擦干盖好后，再暴露下一个部位。

※ 擦浴过程中，护理员应注意询问产妇的感受，如有不适，应立刻停止。

※ 护理员可每日早晚用温水为产妇进行床上擦浴。

扫码看视频

照护产妇床上擦浴

二、照护产妇更衣

操作准备

关闭门窗，将室温调至 24 ~ 26 摄氏度。

操作步骤

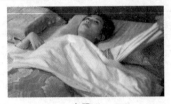

步骤1

脱下左侧衣袖，穿上干净上衣的左侧衣袖。协助产妇呈右侧卧位，将上衣塞到产妇身体下方。

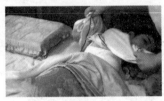

步骤2

协助产妇呈左侧卧位，将右侧衣袖脱下，撤走脏污上衣。穿上干净上衣的右侧衣袖，协助产妇呈仰卧位，拉平上衣，系好衣扣。

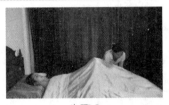

步骤3

协助产妇轻轻抬高臀部，将裤子脱至大腿处，再轻轻放下产妇臀部，分别脱下两只裤腿。

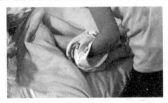

步骤4

双手分别从干净裤子的两只裤腿伸至裤腰，握住产妇双脚，为产妇套上裤腿。协助产妇轻轻抬高臀部，将裤腰拉至产妇腰部。轻轻放下产妇臀部，拉好裤腿。

注意事项

※ 照护产妇更衣前，应关闭门窗、调节室温，避免产妇受凉。

※ 如产妇身上有汗，可先为其擦浴，再更换干净衣物。

※ 更换衣物的动作要轻柔，避免动作幅度过大，尤其是对剖宫产或会阴部有伤口的产妇，以免引起伤口疼痛。

扫码看视频

照护产妇更衣

学习单元三 乳房护理

一、产后乳房的特征

※ 分娩后，产妇的脑垂体前叶会分泌大量的泌乳素，其作用是促进乳汁中各种成分的合成，胎盘生乳素、雌激素水平会急剧下降，乳房开始分泌乳汁。

※ 哺乳期的乳汁分泌依赖于哺乳时的吸吮刺激。因此，吸吮是保持乳房泌乳的关键。

※ 产后乳汁的分泌与产妇的营养、睡眠、情绪和健康状况密切相关。

二、乳房护理方法

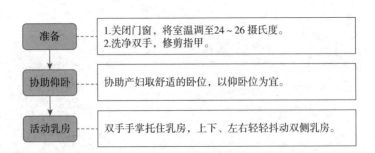

准备	1.关闭门窗，将室温调至24～26摄氏度。 2.洗净双手，修剪指甲。
协助仰卧	协助产妇取舒适的卧位，以仰卧位为宜。
活动乳房	双手手掌托住乳房，上下、左右轻轻抖动双侧乳房。

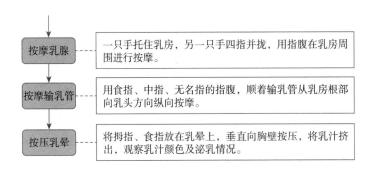

按摩乳腺	一只手托住乳房，另一只手四指并拢，用指腹在乳房周围进行按摩。
按摩输乳管	用食指、中指、无名指的指腹，顺着输乳管从乳房根部向乳头方向纵向按摩。
按压乳晕	将拇指、食指放在乳晕上，垂直向胸壁按压，将乳汁挤出，观察乳汁颜色及泌乳情况。

注意事项

※ 护理员可遵医嘱为产妇进行乳房护理。

※ 在帮助产妇按摩的同时，可指导产妇学会正确的挤奶手法。

学习单元四　指导产妇喂哺新生儿

一、母乳的分类

根据泌乳期的不同，母乳可分为初乳、过渡乳和成熟乳（见表 3-2）。

表 3-2　母乳的分类

类别	特征
初乳	一般于分娩后第 1 ~ 3 天分泌，含有 β-胡萝卜素，颜色呈黄色，产量小，较浓稠，富含多种营养成分和免疫球蛋白
过渡乳	初乳向成熟乳过渡时的母乳，乳清蛋白含量逐渐降低，脂肪和乳糖含量逐渐增加
成熟乳	一般于分娩后 2 周左右分泌，产量高，较稀，富含多种营养成分

二、母乳喂养的好处

母乳中含有丰富的营养物质，产妇应尽可能采用母乳喂养新生儿，为新生儿提供最好的营养和健康保障。母乳喂养的好处见表 3-3。

表 3-3　母乳喂养的好处

主体	具体内容
新生儿	◎ 母乳为新生儿提供最天然、最全面的营养成分 ◎ 母乳的成分会随着新生儿的生长而变化，是最适合新生儿发育的食品 ◎ 初乳中的免疫球蛋白、β-胡萝卜素和其他抗感染物质能有效减少新生儿患腹泻、中耳炎、过敏性疾病、猝死综合征、坏死性小肠结肠炎等的概率 ◎ 母乳能够满足新生儿脑细胞发育需要，促进新生儿智力发展 ◎ 吸吮对新生儿语言能力的发展有促进作用 ◎ 母乳喂养能加强母婴间的情感交流，是亲情的纽带
产妇	◎ 吸吮可使产妇下丘脑分泌催产素，催产素能刺激子宫收缩，促进产后修复，减少产后出血 ◎ 母乳喂养能降低产妇患乳腺癌和卵巢癌的风险 ◎ 母乳喂养能帮助产妇尽快恢复体形，每天泌乳的产妇可多消耗 500 千卡热量 ◎ 母乳喂养能够促进产妇与新生儿的情感交流
家庭	◎ 母乳喂养省时省力，尤其是在夜间或冬季，无须热奶，免去许多劳累和麻烦 ◎ 母乳喂养可减少购买奶粉的支出 ◎ 母乳喂养可避免因问题奶粉给新生儿造成的身体伤害，以及给父母带来的经济和精神损害 ◎ 母乳喂养的新生儿更健康，新生儿少生病能让父母把更多的精力投入工作和生活中，减轻压力
社会	◎ 母乳喂养的新生儿身体素质好，不易患病，有利于提高全民身体素质 ◎ 母乳喂养能满足新生儿对爱抚的需要，有利于新生儿心理、智力的发育和社交能力的培养，有助于家庭和睦、社会安定

> **小贴士**
>
> ※ 早开奶的重要性。新生儿出生 1 小时内与产妇进行肌肤接触，并吸吮母乳，有助于培育母婴感情，提高母乳喂养的成功率。
>
> ※ 如何保证产妇有充足的母乳。新生儿频繁、有效地吸吮产妇的乳头，是保证产妇泌乳充足的关键；实行"三早"（早接触、早吸吮、早开奶）；24 小时母婴同室，保证按需喂哺；产妇和新生儿同步作息，保证足够的睡眠；产妇保持愉悦的心情，注意营养均衡，多补充水分。
>
> ※ 新生儿吃到足够母乳时的表现。哺乳后新生儿感到很满足，较为安静，产妇乳房变柔软；新生儿体重增加，每周增加 150 克左右；24 小时内，新生儿排尿 6 次及以上，排软便 3 ～ 4 次。

三、喂哺新生儿的正确姿势

1. 哺乳的正确姿势

> **摇篮式**
>
> 产妇用一侧肘关节弯曲部分支撑新生儿的头部，使新生儿的腹部紧紧贴住产妇的身体，用对侧手护在新生儿背部，或根据需要挤压、支撑哺乳的乳房。

> **橄榄球式**
>
> 新生儿位于产妇身体的左侧或右侧，产妇用同侧前臂支撑新生儿的背部，让其颈部和头部枕在哺乳枕或软枕上，产妇用手护在新生儿脑后下方，这种哺乳姿势适合剖宫产术后恢复中的产妇。

交叉式

新生儿的位置和摇篮式一样，但产妇用的是哺乳对侧的前臂支撑新生儿的背部，用手护在新生儿脑后，调控新生儿的头部，这种哺乳姿势可以使产妇更好地控制新生儿头部的方向。

侧卧式

产妇在床上侧卧，可用软枕支撑背部和腰部，新生儿面部朝向产妇，使其上唇位于乳头下方，鼻尖正对乳头。

2.衔乳的正确姿势

（1）产妇将乳头正对新生儿鼻尖，用乳头轻触新生儿上唇。

（2）新生儿抬起下巴并贴上乳房，张嘴将乳头衔入嘴里较深处，开始吸吮。

（3）衔上乳头后，使新生儿鼻尖稍稍离开乳房，上下嘴唇外翻，面颊鼓起呈圆形。衔乳时可见到乳头上方的乳晕比下方多。

（4）新生儿有节奏且大口地吸吮，能看到吞咽的动作并听到吸吮声、吞咽声。

小贴士

新生儿每天吃 8～12 次母乳。每次吃完后，至少有一侧乳房应排软。

注意事项

※ 衔乳不当可能导致产妇乳头疼痛或皲裂。

> ※ 新生儿不能有效地吸吮母乳，可能导致产妇因涨奶而乳房胀痛。
>
> ※ 新生儿可能因吸吮不到母乳、吸吮母乳时间长而哭闹，甚至可能因吸吮不到足够的母乳而完全拒绝吸吮。
>
> ※ 新生儿不能有效地吸吮母乳，会导致乳房无法很好地排软，泌乳量减少，甚至不再泌乳。
>
> ※ 衔乳不当会使新生儿吸吮母乳不足，导致母乳喂养量下降。

四、母乳的储存

在产妇和新生儿不分离的情况下，产妇应尽量直接喂哺新生儿，如果有不得不分离的情况，则可以将母乳吸出，并进行良好储存，一定时间内再用奶瓶等容器喂给新生儿，母乳储存的要点见表 3-4。

表 3-4　母乳储存的要点

要点	具体内容
储存容器	◎ 选择合适大小的储奶袋或储奶瓶，确保母乳能够完全装入并密封严实。不可装得过满，要留有一定空间，以防冷冻时母乳体积变大撑破容器 ◎ 要选择广口的、易于装入母乳的储奶瓶 ◎ 选择小包装的储奶袋，可按 60 毫升或 120 毫升分袋装入，以满足新生儿不同奶量需求，减少不必要的母乳浪费
储存时间	◎ 室内保存。如果需要在短时间内储存母乳，可以将其放置在室内阴凉处，避免阳光直射。在 18 ~ 25 摄氏度的室内环境中，母乳可以保存 4 ~ 6 小时 ◎ 冷藏保存。母乳可以在 15 摄氏度左右的冷藏环境中保存 24 小时；在 4 摄氏度左右的冷藏环境中保存 72 小时 ◎ 冷冻保存。母乳可以在 -15 ~ -5 摄氏度的冷冻环境中保存 3 ~ 6 个月；在低于 -20 摄氏度的冷冻环境中保存 6 ~ 12 个月

续表

要点	具体内容
储存标签	为了方便识别和喂养，可以在每个储奶袋上标注相关信息，例如储存时间、储存条件等

注意事项

※ 加热母乳时，应将母乳放在由温转热的流动水中不断转动加热，而不能用微波炉或明火直接加热，以免破坏母乳中的营养成分。

※ 喂食之前要对母乳进行检查。如有分离现象，要先晃动均匀再进行喂食；如存在异味、变色等情况，则不可再给新生儿喂食。

五、混合喂养和人工喂养

1. 混合喂养

纯母乳喂养时，如果新生儿体重增长情况不佳，可能有两个原因：一是产妇的母乳不足，二是新生儿的吸吮效率不高。不管是哪种情况，产妇都应先向医护人员寻求帮助。在调整后新生儿体重增长仍然不佳的情况下，可以遵医嘱补充适量的奶。

补充奶时，优先补充产妇挤出的母乳，这种方式尤其适合新生儿吸吮效率不高的情况。其次补充其他健康母亲的母乳，最后补充奶粉。

※ 先喂母乳，每侧乳房喂哺 15 分钟。之后若新生儿出现不满足、情绪不稳定的情况，则可以加喂奶粉。先喂母乳再喂奶粉时，奶粉的加喂量通常较小。

※ 可根据新生儿的体重增长情况，随时调整补充奶量。

2. 人工喂养

人工喂养是在无法母乳喂养的情况下，用奶粉替代母乳的一种喂养方式。人工喂养新生儿需要注意卫生和安全，保证奶粉的质量和奶瓶的洁净。

※ 冲调奶粉要用 40 ～ 50 摄氏度的水。

※ 喂奶要定时定量，每 3 ～ 3.5 小时喂一次，喂奶量根据新生儿的食量及奶粉食用说明综合而定。

※ 奶具要严格清洗、消毒。

※ 剩余的奶不能再次喂给新生儿。

※ 两次喂奶之间要喂一次水，夜间可以不用喂水，早上起来可以先给新生儿喂水。每次的喂水量一般为 10 ～ 30 毫升，最多不要超过 40 毫升。

◆ 小贴士 ◆

哺乳需要消耗产妇大量营养，可能使其原有疾病病情加重，如严重的心脏病、慢性肾炎、甲状腺功能亢进、恶性肿瘤等。产妇需结合病情及时咨询医生是否调整喂养方式。

学习单元五　指导产妇使用吸奶器

一、吸奶器的分类

吸奶器主要分为电动吸奶器和手动吸奶器，具体说明见表3-5。

表 3-5　吸奶器的分类

	电动吸奶器	手动吸奶器
示例		
工作原理	主要通过电动泵的运作产生负压，将乳汁从乳房中吸出	不需要电力驱动，主要通过外力产生负压，将乳汁从乳房中吸出
优点	◎ 可以自动吸奶，增加了使用的便利性 ◎ 吸力可以根据需要进行调节，更好地满足了产妇的需求 ◎ 移除电动泵后可以作为手动吸奶器使用，适用情况较多	◎ 经济实惠，价格相对较低 ◎ 一般较为轻便，可以随身携带、使用 ◎ 操作相对简单，不需要电力，随时随地可以使用

续表

	电动吸奶器	手动吸奶器
缺点	◎ 价格较高，不适合对价格敏感的消费者 ◎ 长期使用可能会出现吸力衰减，需要定期维修或更换	◎ 需要手动按压，花费体力 ◎ 需要一定的使用技巧，如果使用不当可能引起乳房不适或者疼痛
使用要点	◎ 使用前清洗双手以及吸奶器各部件，避免污染乳房或吸奶器 ◎ 使用时注意保持乳房卫生。用热毛巾热敷乳房，有助于乳腺扩张和乳汁顺畅流出 ◎ 使用时需要轻柔地按摩乳房，并且注意选择合适的角度，避免引起乳房不适或者疼痛 ◎ 不要把吸力调得过大，以免对乳房造成伤害 ◎ 每次使用完毕后用清水冲洗吸奶器各部件，每天进行一次消毒处理，避免细菌滋生	

二、吸奶器的使用

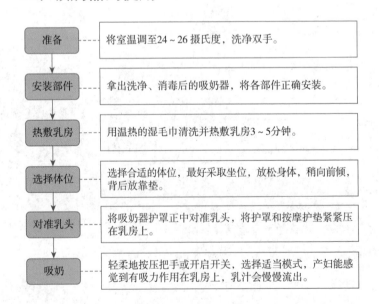

准备 —— 将室温调至24~26摄氏度，洗净双手。

安装部件 —— 拿出洗净、消毒后的吸奶器，将各部件正确安装。

热敷乳房 —— 用温热的湿毛巾清洗并热敷乳房3~5分钟。

选择体位 —— 选择合适的体位，最好采取坐位，放松身体，稍向前倾，背后放靠垫。

对准乳头 —— 将吸奶器护罩正中对准乳头，将护罩和按摩护垫紧紧压在乳房上。

吸奶 —— 轻柔地按压把手或开启开关，选择适当模式，产妇能感觉到有吸力作用在乳房上，乳汁会慢慢流出。

注意事项

※ 首次使用吸奶器前，应详细阅读说明书。每次使用后都要清洗吸奶器的各部件。

※ 如果使用不当，吸奶器可能损伤乳头，吸奶的过程中，要注意产妇的感受。

※ 吸奶器在吸奶时会将压力施加在乳房上，长时间使用可能使乳房局部组织受到损伤，进而造成水肿。因此每侧乳房持续吸奶时间不宜超过 20 分钟。

※ 要选择合适大小的护罩，护罩过小也可能造成乳房水肿。

※ 吸出的乳汁应及时喂给新生儿或合理储存，以免变质。

※ 对吸出的母乳进行加热时，应将母乳放在由温转热的流动水中不断转动加热，切忌用开水加热，以免温度过高引起变质。

三、吸奶器的清洗

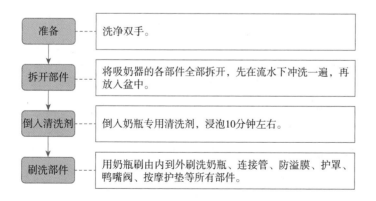

准备	洗净双手。
拆开部件	将吸奶器的各部件全部拆开，先在流水下冲洗一遍，再放入盆中。
倒入清洗剂	倒入奶瓶专用清洗剂，浸泡10分钟左右。
刷洗部件	用奶瓶刷由内到外刷洗奶瓶、连接管、防溢膜、护罩、鸭嘴阀、按摩护垫等所有部件。

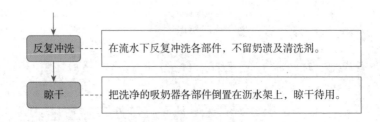

| 反复冲洗 | 在流水下反复冲洗各部件，不留奶渍及清洗剂。 |
| 晾干 | 把洗净的吸奶器各部件倒置在沥水架上，晾干待用。 |

注意事项

※ 在清洗吸奶器之前，需要先将手清洗干净，以防细菌污染。

※ 使用奶瓶专用清洗剂清洗吸奶器，不要随意选用其他清洗剂或消毒剂，以免影响母乳的质量。

※ 清洗完毕后，要将吸奶器各部件自然风干，不要使用抹布或纸巾擦干，以防细菌污染。

四、吸奶器的消毒

1. 蒸汽消毒

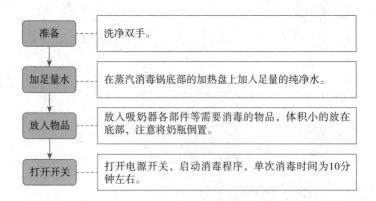

准备	洗净双手。
加足量水	在蒸汽消毒锅底部的加热盘上加入足量的纯净水。
放入物品	放入吸奶器各部件等需要消毒的物品，体积小的放在底部，注意将奶瓶倒置。
打开开关	打开电源开关，启动消毒程序，单次消毒时间为10分钟左右。

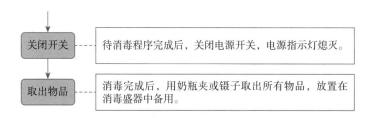

| 关闭开关 | 待消毒程序完成后，关闭电源开关，电源指示灯熄灭。 |
| 取出物品 | 消毒完成后，用奶瓶夹或镊子取出所有物品，放置在消毒盛器中备用。 |

注意事项

※ 消毒前仔细阅读吸奶器说明书，注意哪些部件不可高温消毒。

※ 专门的蒸汽消毒锅可以自动设置消毒时间，不必进行调节，如中途断电未达到消毒时间，则达不到消毒效果，需重新计时消毒。

※ 消毒刚结束时，锅内温度较高，不要触碰，以免烫伤，待自然冷却后，再取出物品。

※ 如直接用手取出物品，需先洗净双手，不要触碰奶瓶内侧及瓶口边缘。

2. 煮沸消毒

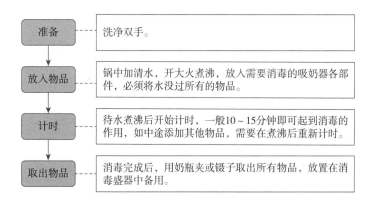

准备	洗净双手。
放入物品	锅中加清水，开大火煮沸，放入需要消毒的吸奶器各部件，必须将水没过所有的物品。
计时	待水煮沸后开始计时，一般10~15分钟即可起到消毒的作用，如中途添加其他物品，需要在煮沸后重新计时。
取出物品	消毒完成后，用奶瓶夹或镊子取出所有物品，放置在消毒盛器中备用。

注意事项

※ 如果是玻璃奶瓶，需在冷水时放入，硅胶和塑料奶瓶应在水煮沸后放入。

※ 消毒物品要全部浸入水中，一次消毒的物品不应太多，以不超过锅容量的 3/4 为宜。

※ 煮沸消毒后的物品在取出和存放时要防止受到污染。

模块 四

照护新生儿

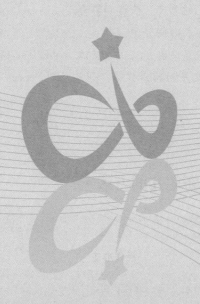

一、抱、放新生儿的要点

新生儿的脊柱尚未发育完全，其颈部柔软，所以在抱、放新生儿的过程中要注意以下要点。

※ 手要托住新生儿的颈部、头部和臀部。

※ 应多横抱，不宜长时间竖抱。

※ 抱的过程中，应多与新生儿进行交流，可增进其情感发育。

※ 可让新生儿趴在产妇的左前胸，让其听到产妇的心跳声，使新生儿获得安全感。

二、抱、放新生儿的方法

护理员应指导新生儿的家人学会抱、放新生儿的正确方法。

操作准备

◆ 关闭门窗，将室温调至 24 ~ 26 摄氏度。

◆ 洗净双手，修剪指甲。

操作步骤	
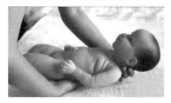 **步骤 1** 一只手轻轻放在新生儿的颈后，支撑起新生儿的颈部和头部，另一只手放在新生儿的背部及臀部，托起新生儿的下半身，然后双手同时轻柔、平稳地把新生儿托起。	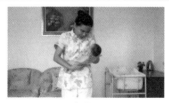 **步骤 2** 使新生儿躺在护理员怀中，护理员和新生儿脸与脸相对、目与目相视。
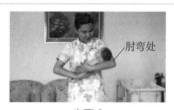 **步骤 3** 将新生儿的头部放在肘弯处，使其头部略高出身体其他部位。肘弯应靠近身体，以防新生儿头部滑出。	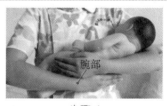 **步骤 4** 双手在新生儿背部及臀部交叠。这种姿势既可以抱住新生儿，又便于与新生儿说话或哄逗新生儿。
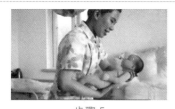 **步骤 5** 将新生儿轻轻抱离身体，弯腰，一只手托住新生儿颈部，另一只手托住其臀部。	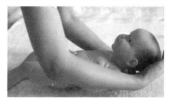 **步骤 6** 先放下新生儿的下身，再放下其上身和头部，最后抽出双手。

注意事项

※ 抱、放新生儿时，动作要轻柔、平稳、缓慢，注意扶好其颈部及臀部。

※ 要抱紧新生儿，以防其滑脱。

※ 抱、放新生儿时，注意避开周围的家具等，防止新生儿意外磕伤。

※ 禁止抱着新生儿从高处向下看，尤其不能站在打开的窗户边，以防新生儿坠落。

扫码看视频

抱、放新生儿

学习单元二　穿脱、洗涤衣物及更换尿布、纸尿裤

一、穿脱新生儿衣物

新生儿身体柔软，颈部无力，四肢屈曲。因此，为新生儿穿脱衣物需要掌握一定的技巧。应尽量为新生儿选择无领、系带的衣物，以方便穿脱。

1. 穿衣物

操作准备

- ◆ 关闭门窗，将室温调至 24 ～ 26 摄氏度。
- ◆ 洗净双手，修剪指甲。

操作步骤

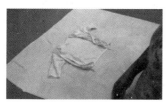	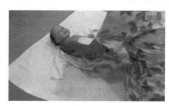
步骤 1 将上衣打开，平放在台面上。	步骤 2 新生儿平躺在上衣上，脖子对准衣领的位置。

操作步骤	
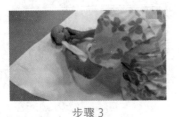 **步骤 3** 一只手将新生儿的一只手臂抬起，另一只手从新生儿袖口伸入袖笼。	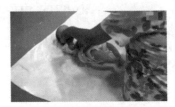 **步骤 4** 握住其小手，轻轻地把新生儿的手臂带出。
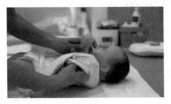 **步骤 5** 一只手抬起新生儿的另一只手臂，使其肘关节稍稍弯曲。	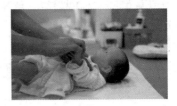 **步骤 6** 另一只手伸入新生儿的另一只袖笼，将新生儿的小手拉出。
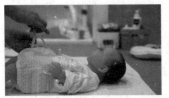 **步骤 7** 把穿好的上衣拉平，系好带子。	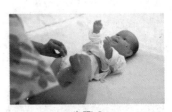 **步骤 8** 将手从裤腿伸入，握住新生儿的脚踝，将新生儿的小脚轻轻拉出。

操作步骤	
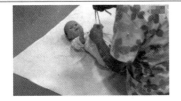	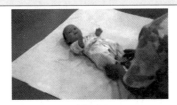
步骤9	步骤10
穿好两只裤腿后，轻轻抬起新生儿的臀部，把裤腰拉上去并系好带子。	将裤子整理平整。

2. 脱衣物

操作准备

◆ 关闭门窗，将室温调至 24 ~ 26 摄氏度。
◆ 洗净双手，修剪指甲。

操作步骤	
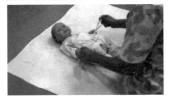	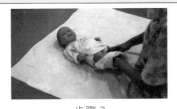
步骤1	步骤2
新生儿躺平，下肢对着护理员。松开新生儿裤腰处的带子。	一只手提起新生儿的小腿，另一只手将其裤腰褪至臀下。
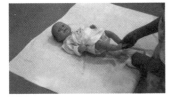	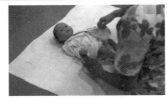
步骤3	步骤4
轻轻地将裤子完全脱下。	从上到下解开上衣的带子。

操作步骤	
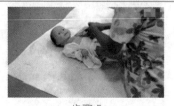 步骤 5 从一侧袖笼中轻轻拉出新生儿的同侧小手。	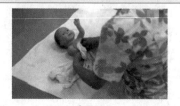 步骤 6 将脱下的上衣从新生儿背部转至对侧，再从对侧袖笼中拉出新生儿的另一只小手。

注意事项

※ 穿脱衣物的顺序是先穿上衣再穿裤子、先脱裤子再脱上衣。穿脱衣物时，要一边跟新生儿说话一边进行，这样可以分散其注意力以取得配合。

※ 应尽量避免喂奶后 1 小时内为新生儿穿脱衣物，以防其吐奶。

※ 为新生儿穿脱衣物时，动作应轻柔、缓慢，不可生拉硬拽。

扫码看视频

穿脱新生儿衣物

二、洗涤新生儿衣物

新生儿皮肤娇嫩，抵抗力相对较低，所以洗涤新生儿衣物时，既要保证干净，又要做好除菌、消毒工作。

※ 要和成人的衣物分开洗涤。成人的活动范围较广，附着的细菌较多，如混在一起洗，容易将细菌沾在新生儿的衣物上。

※ 为了避免洗衣机内的细菌污染，新生儿的衣物最好选择手洗。

※ 清洗时应选择热水，温度以 50 ～ 60 摄氏度为宜。如果一定要用清洁用品，要选择新生儿专用且气味不能过浓的产品，以免芳香剂过多，对新生儿皮肤造成伤害。切忌使用 84 消毒液等消毒产品，因为这类产品有很强的刺激性，且很难将其彻底漂洗干净。新生儿专用肥皂的刺激性较小，最适合用来清洗新生儿的贴身衣物。

※ 应尽量选择阳光暴晒的方法进行消毒杀菌。如果遇到阴天，可以在晾到半干时用电熨斗熨一下，熨斗的高温同样可以起到除菌和消毒的作用。

三、为新生儿更换尿布、纸尿裤

1. 更换尿布

操作准备

◆ 关闭门窗，保持室内光线充足，将室温调至 24 ～ 26 摄氏度。
◆ 洗净双手，修剪指甲。

操作步骤

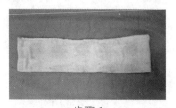

步骤 1

将干净尿布折成长方形，长约 40 厘米，宽为 16 ～ 20 厘米，厚度为 3 ～ 4 层。

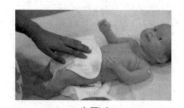

步骤 2

解开尿布固定带，动作要轻柔，以防损伤新生儿皮肤。

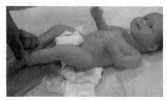

步骤 3

一只手握住新生儿双脚，将其腿部和臀部向上抬起。

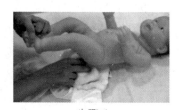

步骤 4

另一只手撤下脏污尿布。

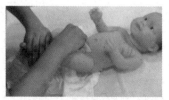

步骤 5

用湿巾从前向后轻轻擦洗新生儿腹部、腹股沟、会阴部、臀部。

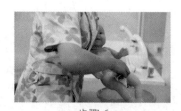

步骤 6

如有大便，可先用湿巾擦净，再用温水清洗。

操作步骤	
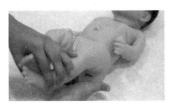步骤 7 待臀部干燥后，涂抹护臀膏。	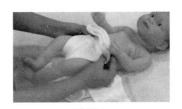步骤 8 将干净尿布的一端平整地垫于新生儿臀下，另一端覆盖于新生儿腹部。如为男婴，将尿布从腹部一端向下反折。如为女婴，将尿布从臀部一端向下反折。
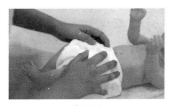步骤 9 固定好尿布固定带。	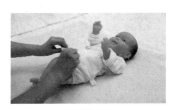步骤 10 整理好新生儿衣物。

2. 更换纸尿裤

操作准备

◆ 关闭门窗，保持室内光线充足，将室温调至 24 ～ 26 摄氏度。
◆ 洗净双手，修剪指甲。

操作步骤

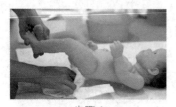

步骤 1

打开脏污纸尿裤，一只手提起新生儿双腿，将其腿部和臀部轻轻抬起，另一只手撤下纸尿裤。

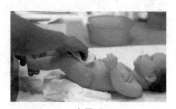

步骤 2

用湿巾从前向后轻轻擦洗新生儿腹部、腹股沟、会阴部、臀部。

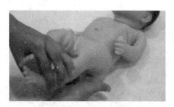

步骤 3

如有大便，可先用湿巾擦净，再用温水清洗。待臀部干燥后，涂抹护臀膏。

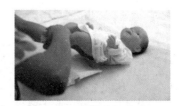

步骤 4

打开干净纸尿裤，将有腰贴的一端垫于新生儿臀下，另一端覆盖于新生儿腹部。

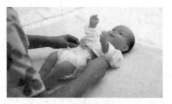

步骤 5

将腰贴左右对称贴好。

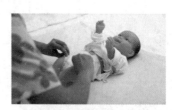

步骤 6

将大腿之间的纸尿裤展平，把所有的防漏边拉好，以防侧漏或后漏。

注意事项

※ 宜选用柔软、透气性强的纯棉尿布或纱布尿布，严禁使用橡胶或塑料材质的尿布，以免引起新生儿红臀。

※ 尽量选择喂奶前更换尿布或纸尿裤，以免引起新生儿吐奶。

※ 更换纸尿裤时，应注意不可将腰贴粘到新生儿皮肤上。

※ 应将尿布或纸尿裤的腰部边缘向外反折，以防尿液浸湿脐部。

※ 更换尿布或纸尿裤时，要注意观察新生儿臀部皮肤及大小便情况，以做好臀部护理，避免出现新生儿红臀。

※ 擦洗臀部时，擦洗次数不可过多，以防损伤臀部皮肤。

※ 擦洗时最后擦洗肛门，以防肛门附近的细菌污染尿道口。

※ 一定要等臀部完全干燥后涂抹护臀膏，这样才能使护臀膏在皮肤表面形成保护膜。

扫码看视频　　为新生儿更换尿布、纸尿裤

学习单元三　冲调奶粉

一、新生儿奶粉的种类

产妇因特殊原因不能母乳喂养新生儿时，可以在医生的指导下选择适宜的新生儿奶粉（见表4-1）替代母乳喂养。应根据新生儿是否早产、有无严重的胃肠道疾病、是否为过敏体质等进行选择。

表4-1　新生儿奶粉的种类

种类	介绍
早产儿奶粉	是为适应早产儿胃肠道消化吸收能力不足，且需较多热量及特殊营养所调配的奶粉
婴儿奶粉	是对牛乳进行加工后的奶粉，其营养成分模仿母乳，但不具备母乳喂养的其他优点
无乳糖奶粉	不含乳糖，适用于先天缺乏乳糖酶及慢性腹泻导致肠黏膜表层乳糖酶流失的新生儿
水解蛋白奶粉	又称脱敏奶粉，适用于患有哮喘、湿疹等病症或对牛乳蛋白过敏的新生儿，其提供的营养成分被预先水解过，食入后不必由胃肠道消化即可直接被吸收，可完全满足新生儿的营养需求
其他奶粉	如强化铁奶粉、强化维生素D奶粉、苯丙酮尿症奶粉等

二、冲调奶粉的原则

护理员可协助产妇冲调奶粉，冲调奶粉时需注意以下原则。

浓度适宜

奶粉和水的配比应严格按照奶粉包装上的说明进行操作。用量匙取奶粉时，应以平匙为准。如奶粉超量，可能导致奶液过浓，增加新生儿的消化负担；如奶粉不足，可能导致奶液过稀，不能满足新生儿生长发育所需的热量和各种营养。

温度适宜

冲调奶粉时，应先加温水（40～50摄氏度）后放奶粉。若水温过高，奶粉中的蛋白质会被分解；若水温过低，则可能引起新生儿腹泻。

三、冲调奶粉的方法

操作准备

◆ 操作台面清理整洁。
◆ 洗净双手。

操作步骤

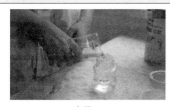	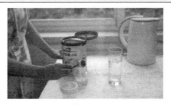
步骤 1	步骤 2
根据所需奶粉量，向奶瓶中加入相应配比的温水。	用量匙取奶粉，倒入奶瓶。

操作步骤	
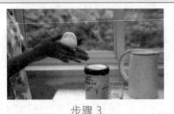	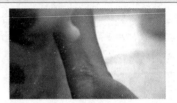
步骤 3	步骤 4
盖好奶瓶盖后，轻轻摇晃奶瓶，使奶粉和水混合均匀。	将奶液滴在手腕内侧，温度以不烫手为宜。

注意事项

※ 冲调奶粉前，应仔细核对奶粉的保质期，不能选用过期奶粉。

※ 不同品种的奶粉，其冲调比例可能有所区别，应选择配套的量匙，以保证奶液的浓度适宜。

※ 冲调奶粉应现调现吃，冲调好的奶液放置时间不可超过 2 小时。

※ 混匀奶粉时，可双手水平搓动奶瓶，不可上下剧烈晃动奶瓶。

※ 冲调好的奶液应非常均匀，不能有未溶解的奶粉块，以免造成奶粉和水的配比不合理或者堵塞奶嘴。

扫码看视频

冲调奶粉的方法

学习单元四　为新生儿喂奶、喂水、喂药

一、为新生儿喂奶

操作准备

◆ 为新生儿更换尿布或纸尿裤。
◆ 洗净双手。

操作步骤

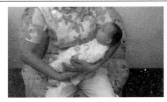

步骤 1

抱起新生儿，坐好，使其头颈部枕在护理员的肘弯处，用前臂支撑起新生儿的后背部，使其呈半躺的姿势。

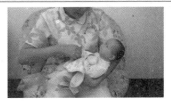

步骤 2

为新生儿戴好围嘴，不可使其平躺，以保证其呼吸和吞咽的安全。

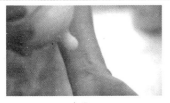

步骤 3

拿起奶瓶，滴几滴奶液在手腕内侧，温度适宜方可进行喂哺。

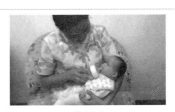

步骤 4

喂哺时，用奶嘴轻轻碰触新生儿的嘴唇，以诱发其吸吮反射，待其张开嘴巴后，再放入奶嘴。

操作步骤

<table>
<tr>
<td>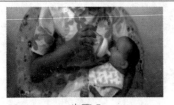</td>
<td>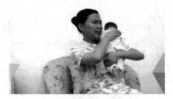</td>
</tr>
<tr>
<td>步骤 5</td>
<td>步骤 6</td>
</tr>
<tr>
<td>奶瓶尾部向上抬起，奶瓶保持倾斜的角度，奶嘴中要充满奶液，以防新生儿吸入空气。</td>
<td>喂奶后，可将新生儿竖抱，趴在护理员的前胸，轻拍其后背，直至听到排气的嗝声，帮助新生儿排出吸入的空气，避免吐奶。</td>
</tr>
</table>

注意事项

※ 应指导新生儿的家人学会正确的喂奶方式。

※ 喂奶时要将新生儿抱紧，尽可能让其紧贴自己的身体，以防新生儿挣脱出去，还可以增加其安全感。

※ 奶嘴孔的大小要适当，如果太小，新生儿吸吮时会比较累；如果太大，则可能呛到新生儿。

※ 喂奶时要专心，不可边看电视或手机边喂奶，以防引起呛咳或窒息。

※ 喂奶后，让新生儿稍事休息再进行拍嗝。

※ 拍嗝时用力要适中，以不使新生儿感到疼痛为宜。

※ 喂奶后，应将奶瓶彻底清洗，消毒后备用。清洗、消毒奶瓶的方法可参考模块三中"吸奶器的清洗""吸奶器的消毒"的相关内容。

※ 也可用小勺、吸管等工具为新生儿喂奶。

扫码看视频　　　　为新生儿喂奶

二、为新生儿喂水

操作准备

◆ 为新生儿更换尿布或纸尿裤。
◆ 洗净双手。

操作步骤

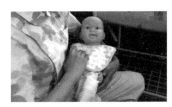

步骤 1

抱起新生儿，坐好，使其头颈部枕在护理员的肘弯处，用前臂支撑起新生儿的背部，使其呈半躺的姿势。为新生儿戴好围嘴，不可使其平躺，以保证其呼吸和吞咽的安全。

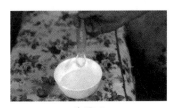

步骤 2

用小勺取少许温水，轻轻碰触新生儿的嘴唇，以诱发其吸吮反射。

操作步骤

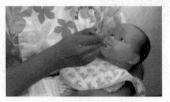

步骤 3

待其张开嘴巴后，使水稍稍离开小勺前缘，让新生儿沿小勺前缘缓缓吸水；不可直接从口腔中间将水倒入，以防新生儿呛水。

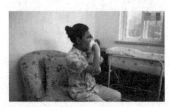

步骤 4

喂水后，可将新生儿竖抱，让其趴在护理员的前胸，轻拍其后背，直至听到排气的嗝声，帮助新生儿排出吸入的空气。

注意事项

※ 喂水后，要将小碗、小勺彻底清洗，消毒后备用。

※ 新生儿的肾脏尚未发育完全，因此不宜过多地喂水，以防加重肾脏负担。

※ 喂水时要专心，不可边看电视或手机边喂水，以防引起呛咳或窒息。

※ 纯母乳喂养的新生儿不需要喂水。

扫码看视频

为新生儿喂水

三、为新生儿喂药

1. 为新生儿喂药的要点

（1）严格遵照医嘱

新生儿药物的剂量、服用时间，一定要遵照医嘱，切不可私自用药。

（2）核对检查

喂药前仔细核对药名、剂量，检查药物是否在有效期内，药物有无受潮、霉变等现象。

（3）药物剂量准确

喂服液体药物时，采用专用的量杯取药，视线与量杯刻度平齐。

（4）多种药物需分开喂服

口服多种药物时，需分开喂服，不要将两种药物混在一起。

（5）选择合适的喂药方式

可将液体药物倒入奶瓶中，让新生儿自己吸吮，也可以倒入小碗中，用小勺喂服，或使用喂药器喂服。固体药物可先将其碾碎，再溶解于水中喂服，不要把药物溶解在奶液中，以免影响药效。

2. 为新生儿喂药的方法

操作准备

◆ 为新生儿更换尿布或纸尿裤。
◆ 洗净双手。

操作步骤

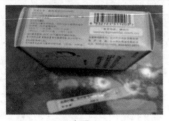

步骤1

核对药物，严格按照医嘱备好药量。将液体药物倒入量杯，或将固体药物按照药物说明书的要求溶解在温水中。

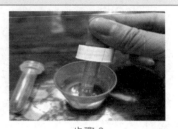

步骤2

挤压喂药器，将药液吸入。

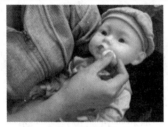

步骤3

挤出喂药器中多余的空气和微量药液后，慢慢将全部药液挤入新生儿口中。

其他喂药方式：

※ 奶瓶喂服。把准备好的药液倒入奶瓶中，像喂奶一样喂服药物。

※ 小勺喂服。将准备好的药液倒入小碗中，抱起新生儿使其呈半躺的姿势，用小勺取少量药液，用勺底压住新生儿舌面，慢慢抬起勺柄，使药液流入口中，待其咽下后再撤走小勺。

注意事项

※ 切勿捏着新生儿的鼻子或脸颊强行灌药，以防药液呛入气管，引起窒息等严重后果。

※ 喂药后，如果新生儿将药吐掉，应适当补充喂药，以达到规定剂量。

※ 严密观察喂药后新生儿的反应，如有异常，要及时告知新生儿家人，并提醒其及时咨询医生。

※ 严格按照医嘱喂药，切不可私自增减药物的剂量。

学习单元五　处理新生儿呛奶、呛水

一、新生儿呼吸、消化系统的特点

　　了解新生儿呼吸和消化系统的特点，可以帮助护理员在遇到新生儿呛奶、呛水时，迅速做出判断和处理，采取正确的急救措施，避免窒息等危险情况的发生。

> **呼吸系统**
>
> ※ 新生儿代谢旺盛，需氧量高，但肺部未完全发育好，其肺活量受到一定的限制，因而只能通过加快呼吸频率来满足生理需要，可能出现呼吸不规律、暂停等现象。
> ※ 新生儿呼吸肌发育不完全，呈腹式呼吸，呼吸道管径细小。

> **消化系统**
>
> 　　新生儿的吞咽功能虽然基本发育完善，但是因其胃部呈水平位，容量少，贲门括约肌发育较差，而幽门括约肌发育良好，故新生儿易发生呕吐。

二、新生儿呛奶、呛水的原因

　　新生儿呛奶、呛水的原因有很多，掌握这些原因后可以采取相应的措施，避免呛奶、呛水的发生。

※ 新生儿的吞咽功能还不完善，吞咽动作配合得不是很好，而且容易哭闹，没有自控能力，所以容易呛奶、呛水。

※ 喂哺速度过快，导致新生儿来不及吞咽，从而引起呛奶、呛水。

※ 喂哺姿势不正确，如躺着喂奶，可能导致奶液不能正常地通过食管进入新生儿的胃部，从而引起呛奶。

※ 新生儿上呼吸道感染，可能会频繁地咳嗽，这时喂奶也容易引起呛奶。

三、新生儿呛奶、呛水的处理方法

在喂奶、喂水的过程中，如新生儿突然剧烈咳嗽、颜面青紫、躁动、呼吸困难，表示新生儿发生了呛奶、呛水，有可能引发窒息，需立刻进行处理。

操作步骤

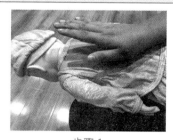

步骤 1

保持镇静，立刻将新生儿的头偏向一侧或使其侧卧，严重时可使其俯卧在护理员腿上。拍背，以利于气管内的奶液或水倒流出来。

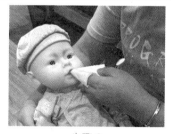

步骤 2

用湿巾或纱布缠绕在手指上，伸入新生儿口腔内，将溢出的奶液或水吸出，避免其吸气时再次将吐出的液体吸入气管。

操作步骤

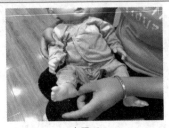

步骤3

用手弹新生儿足底或摩擦其背部，刺激新生儿哭或咳嗽，以利于将气管内的奶液或水咳出。

学习单元六　照护新生儿大小便

一、新生儿大小便的特点

　　新生儿的大小便是身体健康的晴雨表，很多疾病都是通过大小便的异常表现出来的。仔细观察新生儿大小便有利于对其身体健康进行把控。因此，对新生儿大小便的观察是护理员照护新生儿每天必不可少的工作。

1. 新生儿小便的特点

　　※ 刚出生的新生儿尿量很少，一天的尿量为 10～30 毫升，出生一周后为 400～500 毫升。

　　※ 新生儿往往在出生过程中进行第一次排尿。90% 的新生儿会在出生后 24 小时内排尿，有的可延至 48 小时内排尿，这均为正常的生理现象。新生儿出生后前几天每天排尿 3～4 次，6～8 天后，随着吃奶量增加而逐渐增加至 24 小时内排尿 10～30 次。随着产妇生理性涨奶期的开始，如新生儿每天尿湿 5～6 个纸尿裤，则说明其通过母乳摄入了足够的水分。

　　※ 新生儿的尿液一般为淡黄色，如呈红褐色，可能是缺水或其他原因导致，需要及时咨询医生。

2.新生儿大便的特点

新生儿出生 24 小时内排出胎粪。胎粪由胃肠分泌物、胆汁、上皮细胞、胎毛、胎脂，以及咽进的羊水等组成，也称胎便，颜色通常为墨绿色或黑色，呈黏糊状，没有臭味。随后 2～3 天排出棕褐色、黄绿色的过渡便，以后转为正常大便。由于喂养条件不同，正常大便也有差异。

母乳喂养的新生儿大便

颜色呈黄色或芥末黄色，气味酸，但不臭，形状为黏糊状。有时呈稀糊状，微带绿色。每天排便 3～4 次。

人工喂养的新生儿大便

颜色呈淡黄色，质地略干，偏硬，微臭，有时便内可见奶块，每天排便 1～2 次。

混合喂养的新生儿大便

颜色呈黄色或淡褐色，质地较软，有臭味，每天排便 1～3 次。

二、新生儿大小便异常的识别

1.新生儿小便异常的识别（见表 4-2）

新生儿小便的异常不仅可以反映出新生儿摄入水分的情况，还能反映出新生儿的健康状况，因此护理员需要在日常照护中注意观察新生儿的小便情况，发现异常应及时正确应对。

表 4-2　新生儿小便异常的识别

异常现象	原因	应对方法
尿量减少	吃奶量或饮水量不足	增加水分摄入量
	呕吐、腹泻等原因导致	及时就医
尿色发红	新生儿的尿液如果出现混浊的红褐色，多半是由于尿酸盐结晶所致	及时就医
	若新生儿持续 3 天以上排出发红的尿液，且呈血尿样，则有可能是尿路畸形等情况引起的	及时就医
尿色发黄	若新生儿吃得少、出汗多、尿量少，尿色可能呈深黄色，气味大	增加水分摄入量
尿色发白	新生儿尿色发白一般出现在寒冷的冬季，主要是由于尿酸盐增多而引起的	及时就医
	如果尿液呈白色浑浊样并伴有腺臭气味，同时新生儿出现尿频、尿急、排尿时啼哭等现象，则可能是发生了泌尿系统感染	及时就医

2. 新生儿大便异常的识别

新生儿大便的异常可以反映出新生儿的营养状况和生长环境，同时也可能是新生儿消化系统异常的信号。及时识别新生儿大便的异常，有助于调整喂养方式，保障新生儿的健康生长。

 大便次数多，呈水样，多见于消化不良，需及时就医。

 大便呈绿色，量少，次数多，多见于进食不足，宜增加摄入量。

大便次数多，量多，呈黄色水样或蛋花汤样并含少量黏液，无腥臭味，多见于轮状病毒肠炎，又称秋季腹泻，需及时就医。

 大便发白，多见于胆道梗阻，需及时就医。

三、照护新生儿大小便的方法

新生儿的臀部皮肤很娇嫩，被大小便刺激后，容易引起红臀，如果大便污染尿道口，还可能发生尿路感染，因此，新生儿大小便后护理员要及时为其清洗臀部，更换尿布、纸尿裤，也应指导新生儿的家人学会照护的方法，具体可参考模块四中"为新生儿更换尿布、纸尿裤"的相关内容。如发现新生儿大小便异常，应及时告知其家人，提醒其及时咨询医生。

学习单元七　照护新生儿盥洗、沐浴

一、照护新生儿盥洗

　　新生儿皮肤娇嫩柔软，表皮较薄，皮下毛细血管丰富，局部防御功能差，皮肤褶皱多，大小便、溢奶都会刺激其局部皮肤。护理员应细心地为新生儿做好各项皮肤照护工作，保持其皮肤清洁、卫生，并指导其家人学会照护的方法。

操作准备

◆ 关闭门窗，将室温调至 24 ～ 26 摄氏度。
◆ 洗净双手。

操作步骤

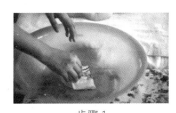	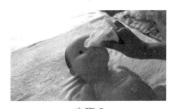
步骤 1	步骤 2
将毛巾放入温水盆中浸湿，拧去多余水分。折叠毛巾。	用毛巾一角从新生儿的内眼角向外眼角清洗。

操作步骤

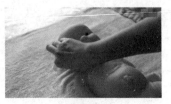

步骤 3

更换至毛巾干净的一角，清洗另一侧眼睛。

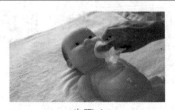

步骤 4

更换至毛巾干净的一角，由内向外、自上而下地将鼻部、口唇部清洗干净。

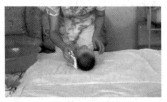

步骤 5

更换至毛巾干净的一角，清洗脸部、耳部。

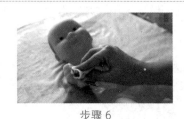

步骤 6

将毛巾放入温水中洗净，拧去多余水分，清洗新生儿双手，注意将指缝处清洗干净。

注意事项

※ 新生儿口腔黏膜柔软，不宜进行擦洗，以免造成损伤引起感染。

※ 为新生儿洗脸时要注意保护其眼睛。

※ 为新生儿清洗双耳时，要注意防止水进入新生儿的外耳道。

※ 每清洗完一个部位后，需要将毛巾更换至干净的位置，再清洗下一个部位。

扫码看视频　　　　照护新生儿盥洗

二、照护新生儿沐浴

护理员应指导新生儿的家人学会照护新生儿沐浴的正确方法。

操作准备

◆ 关闭门窗，将室温调至 26 ～ 28 摄氏度，保持室内光线充足。
◆ 洗净双手。

操作步骤

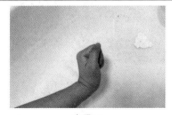

步骤 1

调试水温，可使用水温计或者成人的手腕内侧，以感觉不烫、舒适为宜。

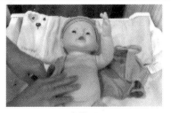

步骤 2

脱去新生儿衣物，检查其全身皮肤情况，查看有无破损、感染。

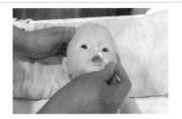

步骤 3

用湿棉签清洗新生儿的鼻孔及外耳。

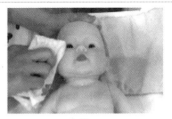

步骤 4

将毛巾折叠，用毛巾一角从新生儿的内眼角向外眼角清洗，更换至毛巾干净的一角，清洗另一侧眼睛。

操作步骤

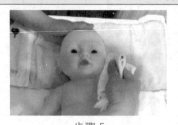

步骤5

更换至毛巾干净的一角，清洗新生儿的鼻子、嘴巴，最后清洗面部。

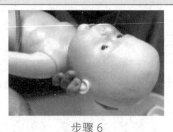

步骤6

抱起新生儿，用手掌托住其头颈部，腋下夹住其躯干。拇指与中指分别将其双耳廓折向前方，并轻轻按住，堵住外耳道口，以防水溅入耳道，引起感染。

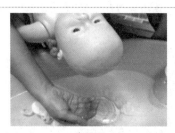

步骤7

打湿新生儿头部。

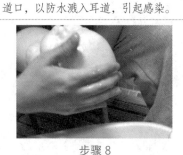

步骤8

取适量新生儿洗发水，稀释后轻轻涂抹在新生儿头部，并以顺时针方向轻轻按摩。

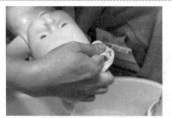

步骤9

冲净、擦干新生儿头部。

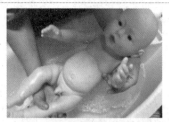

步骤10

左手握住新生儿左臂近肩处，使其颈部枕于护理员手腕处，右前臂托住新生儿双腿，右手握住其左腿近腹股沟处，使其臀部位于护理员手掌上。轻轻将新生儿由脚开始慢慢放入浴盆中。

操作步骤

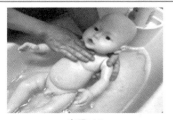

步骤 11

将新生儿全身打湿后，为其涂抹沐浴露，顺序依次为颈下、前胸、腋下、腹部、手臂、颈部、背部、腰部、腿部、脚部、会阴部及臀部。

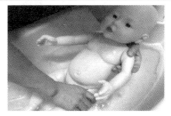

步骤 12

将沐浴露清洗干净。要特别注意清洗皮肤褶皱处，如颈部、腋下、腹股沟等处。

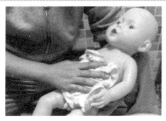

步骤 13

用毛巾轻柔地擦干新生儿全身，要特别注意擦干皮肤褶皱处。

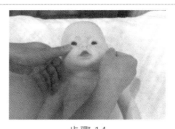

步骤 14

在新生儿脸上、身上涂抹润肤露。

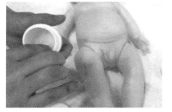

步骤 15

臀部完全干燥后涂抹护臀膏。

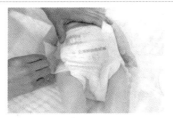

步骤 16

为新生儿穿上尿布或纸尿裤。

注意事项

※ 沐浴应在喂奶前或喂奶1小时后进行,以防新生儿在沐浴过程中呕吐。

※ 不要将洗发水直接涂抹在新生儿头部,注意不要按压到新生儿的囟门处。

※ 沐浴时要使用温和无刺激的新生儿洗浴用品,同时防止水和沐浴露溅入新生儿的眼睛、鼻子、耳道等处。如果新生儿的眼睛或鼻子溅入了沐浴露,可以用清洁的水小心地冲洗干净,如溅入耳道,可用干净的棉签轻轻旋转擦拭。

※ 沐浴时,为防止新生儿滑入浴盆中,护理员的一只手始终不能松开新生儿,并可在浴盆内放置防滑支架。

※ 为新生儿沐浴时,动作要轻柔,沐浴过程中要注意观察其全身有无异常,若发现异常应立即停止沐浴,必要时送医院就医。

※ 新生儿沐浴时间应控制在10分钟以内。

※ 新生儿有发热、腹泻、呕吐、烫伤、荨麻疹等情况或退烧不足两天时,不宜沐浴。

学习单元八　新生儿抚触、脐部护理

一、新生儿抚触

1. 新生儿抚触的好处

　　抚触是指通过抚触者的双手对新生儿的某些部位进行有序的、有技巧的抚摸、按揉，让温和、良好的刺激通过皮肤的感受器传导给新生儿的中枢神经系统，从而产生生理效应的一种按摩方法。新生儿抚触有很多的好处，主要表现在以下几个方面。

1	改善新生儿消化系统功能，有利于其体重的增加。
2	改善新生儿呼吸、循环系统功能，使其呼吸变得平稳。
3	促进新生儿大脑、智力的良好发育。
4	稳定新生儿情绪，减少其哭闹，改善睡眠。
5	促进新生儿血液循环和新陈代谢，提高机体免疫力。
6	促进情感交流，带给新生儿更多的安全感。

2. 新生儿抚触的方法

掌握新生儿抚触的方法非常重要，护理员可指导新生儿的家人学会新生儿抚触的正确方法，为新生儿的健康成长提供有效帮助。

操作准备

◆ 关闭门窗，将室温调至 26 ~ 28 摄氏度。
◆ 播放舒缓的音乐，洗净双手。

操作步骤

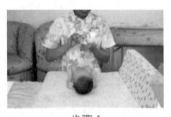

步骤 1

在手掌中倒适量抚触油并将手搓热，新生儿呈仰卧位。

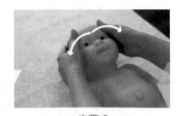

步骤 2

从新生儿前额中心处开始，用双手拇指轻轻向外推压。

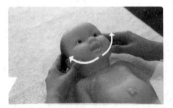

步骤 3

依次抚触眉头、下巴。

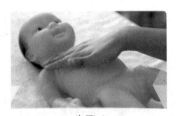

步骤 4

双手分别放在新生儿两侧肋骨下沿。右手向上滑向新生儿的右肩，注意避开其乳头，然后复原。

操作步骤

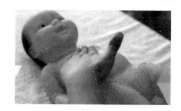

步骤5

换左手，向上滑向新生儿的左肩。双手交替重复多次。这个动作可以使新生儿的呼吸更加顺畅。

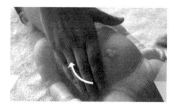

步骤6

双手交替，用四指指腹在新生儿腹部以顺时针方向进行抚触。从右下腹到右上腹。

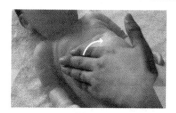

步骤7

从右上腹到左上腹。

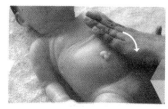

步骤8

从左上腹到左下腹。

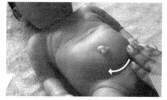

步骤9

从左下腹到右下腹。这些动作可以加强新生儿的排泄功能，有助于排气、缓解便秘。抚触动作要在新生儿的下腹结束，这是排泄器官所在的部位，目的是把排泄物推向结肠。

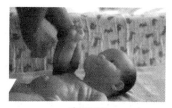

步骤10

握住新生儿一侧上肢，双手交替，从其上臂到手腕轻轻挤捏按摩。

操作步骤

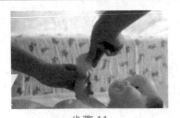

步骤 11

按摩手掌和每个手指。使用相同方法
按摩另一侧上肢。这个动作可以增强
新生儿上肢的灵活性和协调性。

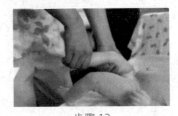

步骤 12

握住新生儿一侧下肢,双手交替,从
其大腿根部经膝部轻轻挤捏至小腿。

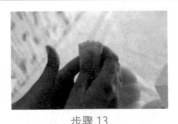

步骤 13

按摩脚踝、足底及足趾。使用相同方
法按摩另一侧下肢。这个动作可以增
强新生儿下肢的灵活性和协调性。

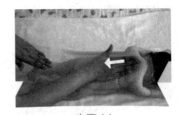

步骤 14

使新生儿趴在床上,注意保护新生儿
的脸部,使其呼吸顺畅。双手交替从
其头部经颈部顺着脊柱向下按摩。

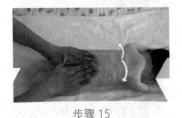

步骤 15

双手指腹轻轻从脊柱向两侧按摩。这
个动作可以舒缓新生儿的背部肌肉。

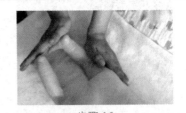

步骤 16

用手轻轻抵住新生儿的双脚,使其顺
势向前爬行,做 1 ~ 2 个爬行练习动
作即可。

注意事项

※ 抚触的时间最好选在沐浴后，也可在午睡后或晚上睡前。每天抚触 1 次，每次 10 ～ 15 分钟。

※ 抚触开始时力度要轻，可根据新生儿的反应逐渐增加压力，使其慢慢适应，不要强迫新生儿保持固定的姿势。

※ 腹部按摩的顺序是按照肠道的解剖结构，以顺时针方向进行按摩。如新生儿有腹泻现象，可以逆时针方向进行按摩。

※ 抚触过程中要留心新生儿的反应，如果新生儿哭闹，应先设法让其安静下来，再继续抚触。如果新生儿哭得很厉害，可能是想要拥抱、进食或睡觉，这时应停止抚触。

※ 如果新生儿显得疲累、烦躁，则应让其休息，之后再进行抚触。

※ 如果新生儿的脐部结痂尚未脱落，则不要抚触其腹部。

※ 注意抚触油不能接触新生儿的眼睛。

※ 抚触者与新生儿在情绪上是可以相互影响的，因此，抚触者应怀着平和、愉悦的心情，满怀关爱地抚触新生儿，这样才会将良好的信息传递给新生儿，使其安静而舒适。相反，若抚触者情绪不佳，处在疲倦不堪或焦躁不安的状态下，则不应为新生儿进行抚触。

扫码看视频

新生儿抚触

二、新生儿脐部护理

胎儿在子宫里通过脐带与胎盘连接，与母体进行营养交换，并进行物质代谢。出生后，脐带被剪断，新生儿成为一个独立个体。脐带是新生儿体表的一个创面，是细菌入侵的门户，护理员在照护新生儿时，要防止洗澡水和尿液对脐部造成污染。

操作准备

◆ 关闭门窗，将室温调至 26 ～ 28 摄氏度。
◆ 洗净双手。

操作步骤

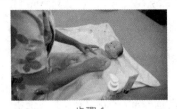

步骤 1

暴露脐部，观察新生儿脐带残端是否干燥、有无分泌物，脐部周围有无红肿。

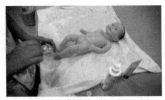

步骤 2

用棉签蘸取碘伏或 75% 酒精消毒液。

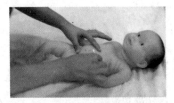

步骤 3

用棉签以顺时针方向消毒脐带底部。重复两次，每次使用新的棉签。

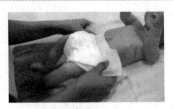

步骤 4

完全干燥后，为新生儿穿上干净的尿布或纸尿裤。注意新生儿的脐部不要被尿布或纸尿裤覆盖。

注意事项

※ 脐部护理前一定要洗净双手，以防将细菌传染给新生儿。

※ 脐部要保持干燥，不可用不透气的脐带贴覆盖脐部。

※ 应注意尿布或纸尿裤的边缘不要覆盖脐部，以防尿液浸湿污染脐部。

※ 若脐部周围红肿，甚至有脓性分泌物排出，可能是发生了脐炎，要及时就医。

扫码看视频

新生儿脐部护理

模块 五
照护婴幼儿

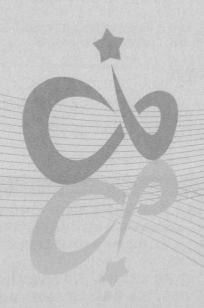

学习单元一 为婴幼儿添加辅食

一、添加辅食的重要性和要点

1. 添加辅食的重要性

  婴幼儿的快速生长发育需要较多的铁，而其从母体带来的铁在出生3~4个月后就会耗尽，且乳类食品中铁及维生素D的含量较低，辅食可以弥补这些营养的不足。

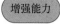 及时添加辅食，可以锻炼婴幼儿咀嚼吞咽固体食物和胃肠道消化的能力，为断奶做好准备。

2. 添加辅食的要点

掌握为婴幼儿添加辅食的要点（见表 5-1），可以更好地为婴幼儿提供营养均衡的食物，培养良好的饮食习惯。

表 5-1 添加辅食的要点

要点	具体内容
添加辅食时机	◎ 即使母乳充足，也要按时添加辅食。但每个婴幼儿发育速度有差异，因此选择添加辅食的时机要符合婴幼儿生理特点 ◎ 出生 6 个月后必须添加辅食，从稀泥糊状食物开始逐渐向固体食物过渡 ◎ 过早添加不适合消化的辅食，可能造成婴幼儿的消化功能紊乱 ◎ 过晚添加辅食，可能使婴幼儿缺乏营养，也不利于日后培养其进食固体食物的能力 ◎ 应在婴幼儿身体健康的状况下添加新的辅食，如婴幼儿出现消化不良或其他疾病，要停止添加辅食

要点	具体内容
添加辅食品种	从每日添加 1 次起，由添加 1 种到多种。先添加 1 种辅食，过 3 天至 1 周后，如婴幼儿没有消化不良或过敏反应再添加第 2 种辅食，每次只添加 1 种辅食
添加辅食数量	第 1 次添加辅食的量要少一些，1～2 勺即可，由少到多，逐渐增加量和次数，具体以婴幼儿大便是否正常为判断标准
辅食喂养时间	◎ 新添加的辅食，最好在婴幼儿心情愉悦时喂食，或在与父母进餐时喂食，以便婴幼儿更容易接受新的食物 ◎ 如果婴幼儿拒绝进食，需耐心多次尝试
辅食制作要求	◎ 婴幼儿的辅食要单独制作，不能用成年人的食物代替 ◎ 从细到粗、从稀到稠。从流质食物开始，过渡到半流质食物，再逐步到固体食物 ◎ 辅食应以软、烂、稀、碎，有利于消化为制作准则 ◎ 糖类食物不宜多，1 岁以内不能喂食蜂蜜。不要添加味精等调味品，特别是 1 岁以内婴幼儿的辅食，要以食物的天然原味为主 ◎ 辅食的营养搭配要丰富合理，制作要精细

二、不同月龄段添加辅食的方法

1.6 个月

（1）继续维持原有的母乳喂养次数或奶量。在此基础上，少量、逐步添加辅食。

（2）辅食呈汁状或稀泥糊状。

（3）辅食每天添加 1 次。米粉逐渐增加到 10 克，蛋黄逐渐增加到 1/4 个，蔬菜和水果分别增加到 5 克，每天摄入 3～5 种食品。

★ 不同婴幼儿的食量、习惯不同，只要婴幼儿发育正常，不必让其吃得太多或太少。

2. 7个月

（1）继续以母乳喂养或奶粉为主。在此基础上，少量、逐步添加辅食。

（2）辅食呈糊状或泥状。

（3）辅食每天添加2次，米粉逐渐增加到20克，蛋黄逐渐增加到1/3个，蔬菜和水果分别增加到10克，禽肉增加到5克。

（4）可添加的辅食种类有谷物（主要是米粉）、蔬菜（主要是根茎类）、水果（主要是温性水果）、蛋（主要是蛋黄），可尝试给婴幼儿添加肉类食物（主要是禽肉）。

★添加辅食不影响喂奶的次数和量。

3. 8个月

（1）继续以母乳喂养或奶粉为主。在此基础上，适量、逐步添加辅食。

（2）辅食每天添加2～3次，米粉逐渐增加到30克，蛋黄逐渐增加到1/2个，蔬菜和水果分别增加到15克，肉类食物可增加到10克，食用油可增加到2克。

（3）可尝试添加颗粒、羹状食物。继续喂食泥状蔬菜、水果、肉、蛋和糊状米粉。可尝试做些熟烂的稀米粥和面糊喂给婴幼儿，看其是否适应。

★按规定及时测量婴幼儿的体重和身高，如发现异常，需及时调整辅食。

4. 9个月

（1）继续以母乳喂养或奶粉为主。在此基础上，适量、逐步添加辅食。

（2）辅食每天添加 2～3 次，米粉逐渐增加到 50 克，蛋黄逐渐增加到 1 个，蔬菜和水果分别增加到 20 克，肉类食物可增加到 15 克，食用油可增加到 5 克。

（3）给婴幼儿做半固体食物，如面片汤、豆腐汤、熟烂的稠米粥，观察其反应，如不能适应就先暂停，等下个月再添加。

★不过分强调辅食的作用。

5. 10 个月

（1）母乳或奶粉仍然占婴幼儿总摄入量的一半以上。在此基础上，适量、逐步添加辅食。

（2）辅食每天添加 2～3 次，食物种类可达 15 种。水果每天 2 种，分 2 次吃。

（3）能够吃谷物 80 克，整蛋 1/2 个，蔬菜 30 克，水果 30 克，鱼、禽、畜肉 20 克，食用油 5 克。

（4）开始添加半固体食物，可尝试添加比较软、易咀嚼、易吞咽的半固体食物。

★从本月开始辅食可以成为单独的一餐。

6. 11 个月

（1）母乳或奶粉仍然占婴幼儿总摄入量的一半以上。在此基础上，适量、逐步添加辅食。

（2）辅食每天添加 2～3 次，食物种类可 15 种。水果每天 2 种，分 2 次吃。

（3）能够吃谷物 100 克，整蛋 1 个，蔬菜 40 克，水果 40 克，鱼、禽、畜肉 30 克，食用油 8 克。

（4）开始添加软固体食物、固体食物，如米饭、馄饨、包子、饺子、小馒头等。养成按顿吃饭的习惯，每餐应有稀有干，饭菜分开，包含谷物、蔬菜、蛋、肉，水果作为加餐。

（5）鼓励婴幼儿自己拿勺子吃饭。

★开始进食固体食物，并且品种逐渐增加，使婴幼儿获得均衡的营养。

7. 12 个月

（1）母乳或奶粉仍然占婴幼儿总摄入量的 30%～40%。

（2）辅食每天添加 3 次，能够吃谷物 110 克，整蛋 1 个，蔬菜 50 克，水果 50 克，鱼、禽、畜肉 40 克，食用油 10 克。

（3）此时的婴幼儿几乎能吃所有性状的食物，且食物品种也逐渐增多，每天要保证谷物 2 种以上、蔬菜 2 种以上、水果 2 种、蛋 1 种、肉 1 种、奶 1 种以上、豆制品 1 种。

★不能食用寒凉、辛辣、刺激性食物。

★养成一日三餐的习惯。

三、婴幼儿辅食制作实例

1. 胡萝卜汁

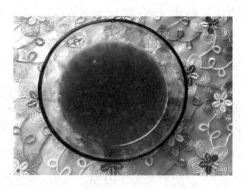

原料准备

胡萝卜	30 克	温水	150 克

操作步骤

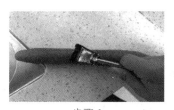

步骤 1

将胡萝卜洗净后去皮。

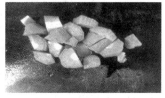

步骤 2

将胡萝卜两端切去，取中间部位切成小块，放入榨汁机。

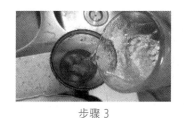

步骤 3

加入温水。

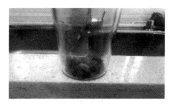

步骤 4

启动榨汁机，搅打均匀后即可。

注意事项

※ 应选择新鲜、无虫、无软烂的胡萝卜，以保证胡萝卜汁的干净卫生。

※ 胡萝卜汁榨好后需要立即饮用，因为蔬菜汁在空气中容易氧化，营养价值和口感都会有所降低。

2.什锦蛋羹

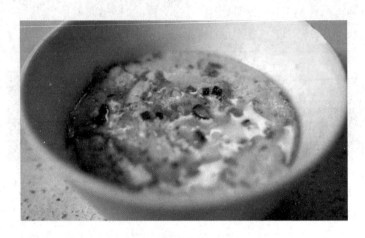

原料准备

胡萝卜	20克	香菇	20克
葱	3克	鸡蛋	2个
温水	适量	盐	1克
开水	适量	食用油	适量

操作步骤

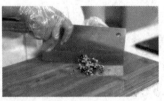

步骤1

将胡萝卜洗净切末，香菇洗净去蒂后切末，葱切末，备用。

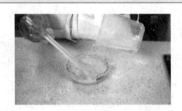

步骤2

将鸡蛋打入碗中，加入温水后打散。

操作步骤	
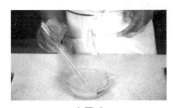 步骤 3 蛋液中加入盐，搅拌均匀。	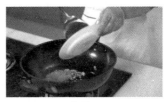 步骤 4 锅内加少许油，油热后放入胡萝卜、香菇和葱，煸炒 1 ~ 2 分钟。
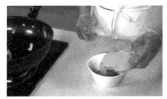 步骤 5 将炒好的菜放入蒸碗中，再加入蛋液。	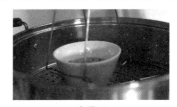 步骤 6 锅中加入开水，将蒸碗放入锅中蒸 8 分钟左右即可。

注意事项

※ 为了使蛋羹更加细腻，可以在打匀蛋液后，用滤网进行过滤。

※ 温水和鸡蛋的比例要适当，一般来说，温水和鸡蛋的比例为 1：1.5 左右。

※ 在蒸的过程中，不要揭开锅盖，以免蒸汽滴落影响蛋羹表面的平滑度。

扫码看视频

什锦蛋羹

学习单元二　照护婴幼儿大小便

一、婴幼儿大小便的特点

1. 婴幼儿大便的特点（见表 5-2）

表 5-2　婴幼儿大便的特点

喂养方式	特点
母乳喂养	◎ 未添加辅食的母乳喂养婴幼儿，其大便呈芥末黄色，稍有酸味，无臭味，一般呈黏糊状，有时呈稀薄状，微带绿色，每天排便 3～6 次 ◎ 添加辅食后，大便次数可减少，1 岁后大便次数减至约每天 1 次
人工喂养	大便稀稠度与母乳喂养的婴幼儿相似，有时婴幼儿排便次数增多，大便呈淡黄色或灰黄色，多数较干稠，但只要婴幼儿精神状态良好，体重稳步增长，即可视为大便正常
混合喂养	◎ 添加淀粉类食物后，大便量增多，硬度比纯奶粉喂养时稍小，呈轻度暗褐色，臭气增加 ◎ 若增加蔬菜、水果等辅食的量，则大便与成人相似 ◎ 初加菜泥或碎菜时，会有少量绿色菜泥或碎菜从大便中排出，待婴幼儿的肠胃适应后，绿色会逐渐消失

2. 婴幼儿小便的特点（见表 5-3）

表 5-3　婴幼儿小便的特点

特点	具体介绍
尿量	◎ 刚出生的婴幼儿每天的尿量约 10 毫升，之后随着摄入奶量的增加，尿量也逐渐增多 ◎ 出生后一周，婴幼儿每天的尿量约 200 毫升 ◎ 出生后 1 ~ 3 个月，婴幼儿每天的尿量为 250 ~ 450 毫升 ◎ 满 2 岁时，婴幼儿每天的尿量为 700 ~ 750 毫升 ◎ 如果婴幼儿尿量少，要考虑可能是奶量摄入不足或出汗较多等原因导致
排尿次数	◎ 排尿次数一般是吃奶次数的 3 倍左右，出生后的几天，因婴幼儿摄入较少，每天排尿仅 4 ~ 5 次 ◎ 出生后 1 个月，婴幼儿每天排尿约 14 次，3 ~ 6 个月约 20 次，7 ~ 12 个月约 15 次，1 ~ 2 岁约 12 次，2 ~ 3 岁约 10 次
颜色与气味	◎ 出生后 1 个月，婴幼儿的尿液中几乎都是水分，尿液清亮透明，无色无味 ◎ 如果婴幼儿摄入较少，或天热出汗较多，会出现尿量减少、尿色发黄的现象 ◎ 天冷时，有的婴幼儿小便中尿酸盐结晶含量特别多，会导致婴幼儿小便发白，这种情况一般多喝水即可，若持续时间较长，要及时咨询医生

二、婴幼儿大小便异常的识别

1. 婴幼儿大便异常的识别

婴幼儿的大便情况可以反映出其胃肠道的生理与病理状态，若大便出现以下异常，通常提示婴幼儿的生理状态异常。

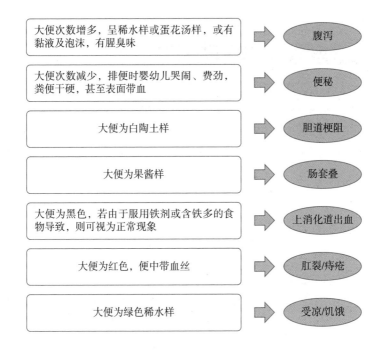

2.婴幼儿小便异常的识别（见表5-4）

婴幼儿小便异常可能由多种原因造成，通过观察婴幼儿的小便，可及时发现异常并采取对策。

表5-4 婴幼儿小便异常的识别

异常现象	具体内容
尿量减少	◎ 月龄越小的婴幼儿，其尿的浓缩和重新吸收的功能越不成熟，如果发现婴幼儿的尿量明显减少，要分析其原因 ◎ 如果是因为饮水不足引起的，可不必紧张，只要给婴幼儿补充足够的水分就行了 ◎ 如果是因为婴幼儿呕吐或腹泻而引起尿量减少，则可能发生水分大量排出体外，从而造成脱水和电解质平衡紊乱的情况，应及时带婴幼儿就医

异常现象	具体内容
排尿过频	◎ 如果婴幼儿排尿非常频繁，且尿量增加，则往往是生理性原因所致，不必担心 ◎ 若婴幼儿排尿频繁，且尿量没有增加，则可能是病理性原因所致，应及时带婴幼儿就医
尿色发红	◎ 婴幼儿的尿色应呈淡黄色，若呈混浊的红褐色，甚至有血尿，多半是因为尿酸盐结晶引起的，如果3天内自行痊愈，这种情况就不用做特殊护理 ◎ 如果因为治疗某些疾病而服用了小檗碱等药物，则可能使尿色呈橘红色，一般不用做特殊护理，待其自行痊愈即可 ◎ 如果持续血尿超过3天，则可能是先天性的尿路畸形，这种情况需及时就医
尿色发黄	◎ 婴幼儿尿色的深浅与饮水量、出汗量都密切相关 ◎ 如果婴幼儿饮水多、出汗少，尿量就会偏多，且尿色浅而透明。如果婴幼儿饮水少、出汗多或正在发烧，那么尿量就会减少，尿色也会变成深黄色，且气味较大 ◎ 如果婴幼儿尿色发黄，皮肤、白眼球等处也发黄，则可能是新生儿黄疸所致，需及时就医
尿色发白	◎ 婴幼儿尿色发白的现象一般出现在寒冷的冬季，同时还会有白色沉淀。这往往是由于尿酸盐增多而引起的，白色沉淀物即尿酸盐结晶 ◎ 如果婴幼儿不但尿色发白，而且尿液浑浊或有特殊的腥臭气味，同时伴有尿频、尿急、排尿时哭啼等症状，则提示泌尿系统感染，形成了脓尿，需及时就医

三、照护婴幼儿大小便的方法

1. 培养婴幼儿大小便习惯

婴幼儿的大小便习惯，要随着婴幼儿月龄的增长和其对大小便的自控力增加，由家人适当引导、逐步培养形成。可以在婴幼儿睡醒后且尿布或纸尿裤未湿时，或在喂奶、喂水十分钟后，或在上次排尿 1.5 小时后，引导婴幼儿坐便盆，同时发出"嗯、嗯"或"嘘、嘘"的声音。这样天天坚持、反复进行，可使婴幼儿逐步形成定时排大小便的习惯。

2. 做好婴幼儿大小便后清洁

（1）大便后用湿巾或卫生纸将婴幼儿肛周擦净，若是女婴，一定要从前向后擦，以免引发尿道炎或阴道炎。

（2）每天晚上要用 38 ～ 40 摄氏度的温水给婴幼儿清洗会阴部。

（3）如婴幼儿臀部潮红，可适当涂抹 5% 的鞣酸软膏，涂抹均匀后穿好尿布或纸尿裤即可。

（4）便后不要忘记给婴幼儿洗手，每次便后均要将便盆清洗消毒。

注意事项

培养婴幼儿大小便习惯不能操之过急，有时会出现意外排出大小便的情况，此时不要责怪婴幼儿。

学习单元三　照护婴幼儿睡眠

一、婴幼儿睡眠的重要性

| 益智 | 睡眠对婴幼儿来说具有非常明显的益智作用，睡眠比较好的婴幼儿其智力发育也较好。 |

| 促进发育 | 生长激素的分泌与睡眠相关，睡眠不足极可能导致婴幼儿发育迟缓。 |

| 稳定情绪 | 睡眠不仅可以储备能量，供人体完成白天的活动，还会影响情绪状态，不论婴幼儿的年龄大小，如果缺乏睡眠或睡眠质量不高，都会出现易怒、烦躁、行为障碍、记忆力减退、活动能力降低等情况，还容易发生意外伤害。 |

二、影响婴幼儿睡眠的因素

※ 睡前玩的时间过长，过度疲劳、兴奋，或受到惊吓，感到恐惧，情绪焦虑等。

※ 饮食不当，吃得过多，吃的食物不易消化，或者吃得过少，因饥饿不能入睡。

※ 处于长牙期等生理发育时期。

※ 睡眠姿势不舒服或胸口受压，呼吸不畅。

※ 尿布或纸尿裤没有及时更换。

※ 卧具不合适或卧室环境不好，如室内空气污浊，室温过高或过低，过于干燥，灯光过强，噪声过大。

※ 呼吸道感染导致鼻子不通气等。

※ 日常生活发生变化，如由于外出，造成睡眠环境发生变化，或更换照料的人等。

三、婴幼儿睡眠的规律

婴幼儿的睡眠存在一定规律（见表5-5），但也有个体差异，并不是每个婴幼儿都按此规律作息。

表 5-5　婴幼儿睡眠的规律

年龄	白天		夜间睡眠时间（小时）	每日睡眠时间（小时）
	睡眠次数	睡眠时间（小时）		
2个月	4	1.5～2	10.5	16.5～18.5
3个月	3	2～2.5	10	16～17.5
6个月	2～3	2～2.5	10	14～17.5
1岁	2	1.5～2	10	13～14
1岁半	1～2	2～2.5	10	12～15

四、照护婴幼儿睡眠的方法

护理员的一项职责就是安抚婴幼儿入睡，保证婴幼儿的睡眠质量，以促进其生长发育。护理员也应指导婴幼儿的家人学会照护婴幼儿睡眠的正确方法。

1. 营造适宜的睡眠环境

适宜的睡眠环境是保证婴幼儿睡眠质量的前提条件，护理员应为婴幼儿布置出温馨、安全、舒适、安静的睡眠环境，具体要求见表 5-6。

表 5-6　适宜的睡眠环境要求

环境	要求
空间	选择朝南、有窗、日照好的房间。可以在母亲床旁安置一张安全、舒服的婴幼儿床。床的近端不宜放照明灯和玩具，如果必须放置，就要经常调换方向，以防婴幼儿眼球在发育不完善的状态下发生内斜或外斜
温度	合适的温度有利于睡眠，不同季节最适宜睡眠的温度有所不同。最适宜婴幼儿睡眠的温度为夏季 26 ～ 28 摄氏度，冬季 18 ～ 20 摄氏度
通风	无论夏季还是冬季，室内都应定时通风。每天上、下午至少各通风 1 次。每次通风 20 ～ 30 分钟，让婴幼儿呼吸到新鲜空气。但是入睡后不可让风直接吹到婴幼儿身上
气味	婴幼儿的卧室或睡眠的地方，应避免异味，特别要注意装修材料可能会释放的甲醛等
光线	光线较暗时婴幼儿比较容易入睡，所以婴幼儿的床可以放在避光或较暗处，也可以在睡前拉上窗帘挡住光线。夜间可以开小夜灯，既便于照料婴幼儿又不影响其睡眠

2. 固定睡前程序

睡前安排固定程序，例如，睡前整理玩具、洗澡、更换尿布或纸尿裤、更换睡衣、拉上窗帘、讲故事或唱儿歌、关灯。睡前程序与婴幼儿睡眠建立起联系，形成条件反射，有助于婴幼儿顺利入睡。

3. 注意入睡后观察

婴幼儿入睡后要观察其睡姿、脸色，注意被子是否捂住其口鼻，以免发生窒息等意外。

（1）睡姿有仰卧、侧卧和俯卧等，不必硬性规定婴幼儿的睡姿，让其睡得舒服更加重要。一般认为，婴幼儿睡时仰卧比较安全，侧卧比较符合生理特点，右侧卧比左侧卧更好，因其既不压迫心脏，又有利于食物运送和消化吸收。

（2）由于婴幼儿的颅缝尚未关闭，不同的睡姿对其头颅的生长发育会产生影响，所以，不要让婴幼儿固定一种睡姿。如因姿势不舒服，婴幼儿醒来哭闹，护理员可为其调整睡姿。

（3）对容易惊醒、尿床或体弱的婴幼儿，应加强观察，并适时给予照料。例如，在体弱、多汗的婴幼儿背部垫上毛巾，待出汗后及时取走。

学习单元四　预防婴幼儿意外伤害

一、婴幼儿意外伤害的类型

看护婴幼儿的首要任务是保证其安全。婴幼儿可能会遭遇的意外伤害类型见表 5-7。

表 5-7　婴幼儿意外伤害的类型

类型	具体内容
摔伤	婴幼儿无法很好地识别外界的危险因素，在蹒跚走路、奔跑、跳跃或与同伴嬉闹时很容易摔倒，发生摔伤，以肘部、手掌、膝关节处为多见
烧伤或烫伤	多由高温物品烧烫引起，如沸水、热油等。轻者损伤肌肤，受伤部位出现红、肿、热、痛、皮肤干燥或起水疱等症状。重度烧伤、烫伤则可能损伤肌肉、露骨，使痛觉消失，创面如皮革样，或蜡白或焦黄、炭化。严重烧伤、烫伤则会导致创面过大，除局部症状外，还常因剧烈疼痛、体液蒸发或渗出，而出现烦躁不安、发热、口干渴、尿少等症状，甚至导致死亡
动物咬伤	被狗、猫等动物咬伤后，伤口会深浅不一，轻者有牙痕，重者可撕裂皮肉。被动物咬伤最严重的后果是并发狂犬病，一旦发病死亡率极高
溺水	婴幼儿溺水场所主要有家庭游泳池、水桶、水盆、水缸、浴缸等，一旦发现婴幼儿溺水，要立刻进行抢救并拨打"120"急救电话，将婴幼儿送去医院

类型	具体内容
中毒	婴幼儿认知能力较差，可能误服洗涤剂、药品等，或因吸入一氧化碳等气体而引起中毒，此时要立刻将婴幼儿送去医院
气管异物	婴幼儿吃一些圆滑或流体的食物时，稍不小心食物就可能滑到气管里，出现剧烈呛咳、憋气、呕吐、呼吸困难或窒息等症状
触电	婴幼儿因玩弄电器、用湿手摸开关等原因导致室内触电。触电对人体的伤害可分为两种。一种是局部症状，轻者感到发麻，重者可出现烧伤。另一种是全身症状，当电流通过心脏时，可引起心室颤动，致使心搏骤停，呼吸停止

二、预防婴幼儿意外伤害的措施

婴幼儿在疲劳、饥饿、患病、进入新环境、处于兴奋中或外出游玩时，容易发生意外伤害，护理员需小心照看，并指导其家人掌握预防婴幼儿意外伤害的措施（见表5-8）。

表5-8 预防婴幼儿意外伤害的措施

要点	具体措施
衣物	◎ 婴幼儿衣物切忌带有长带子及线头，以免缠绕颈部、四肢或脚趾，婴幼儿的袜子可以反着穿 ◎ 定期检查衣扣，要确保牢固 ◎ 婴幼儿衣物在穿着前要检查，颈、手臂、腿、腰、胸等部位的松紧要合适 ◎ 婴幼儿衣物要选用纯棉织物
玩具	◎ 婴幼儿的玩具不能是尖锐的、容易破碎或裂开的、可以吞下的 ◎ 婴幼儿的玩具应结实，部件不脱落，缝线不开线，不能带有长线或长绳，以免发生缠绕 ◎ 婴幼儿的玩具应无毒并容易清洗消毒

要点	具体措施
玩具	◎ 木制玩具必须表面光滑、无棱角 ◎ 不能让婴幼儿玩长发的娃娃或填塞物能被取出的玩具 ◎ 不能让婴幼儿玩能发出巨大声音的玩具，以免被惊吓到，甚至造成听力损伤 ◎ 不能让婴幼儿玩内部有铁丝、长钉或灌有液体的玩具 ◎ 不能让婴幼儿抛射的玩具，如标枪、飞盘等，以免伤其眼睛 ◎ 婴幼儿的玩具不可太重、太大，以防婴幼儿被砸伤 ◎ 婴幼儿玩耍后要彻底清洗双手
宠物	◎ 不能让婴幼儿单独和宠物玩，不要让宠物与婴幼儿一起睡觉，避免婴幼儿被咬伤或被压到 ◎ 不要让婴幼儿为宠物喂食，宠物的食品、碗盘、便器等要放在婴幼儿触摸不到的地方 ◎ 不能让婴幼儿接触患病的宠物 ◎ 鱼缸、鸟笼、鼠笼等要放置于婴幼儿触摸不到的地方
游戏区	◎ 要检查游戏区是否安全，是否有锐利、突出物，是否有碎玻璃、可入口的小件物品等，检查井盖等是否牢固 ◎ 检查游戏器械是否安全可靠，是否适合婴幼儿玩耍 ◎ 婴幼儿游戏时，护理员必须随时保持警惕，不让婴幼儿离开自己的视线，注意其安全，防止其丢失 ◎ 任何情况下，都不能让婴幼儿独自戏水 ◎ 若带婴幼儿到泳池玩耍，一定要选择正规的场所 ◎ 若家中有泳池，要确定泳池无安全隐患。婴幼儿戏水时，应时刻保持关注，确保其安全
公共场所	◎ 进入公共场所后，要随时牵牢婴幼儿的手，绝对不能让其自己过马路，保证婴幼儿时刻不离左右 ◎ 教育婴幼儿不随便捡拾物品，要远离污染区、危险区 ◎ 在乘坐电梯、公共汽车、火车、地铁等时，一定要牵住婴幼儿的手或抱着婴幼儿 ◎ 严禁将婴幼儿独自留在公共场所中，更不能把婴幼儿托付给陌生人看管

要点	具体措施
居家	◎ 所有房间的插座都要加防护罩，各种电器的电线、导线要固定好，使婴幼儿无法牵动。取暖器或加热器、炉灶等均要装设安全防护措施 ◎ 婴幼儿床及其他家具要固定牢固，尤其是桌子、椅子，要避免婴幼儿爬上后摔伤。家具的边角要光滑，最好是圆角，否则应在角上包裹海绵等物。婴幼儿床要安放在远离插座、灯具、窗户、电器、暖气等的地方，周围尽量不堆放物品，床上方不能有悬垂物 ◎ 无成人陪伴时，婴幼儿床上最好不放枕头、被子、床单、围巾等，以免婴幼儿口鼻被遮盖引起窒息 ◎ 禁止将婴幼儿放在无安全防护设施的高处，阳台栏杆要密且高，窗户要高，禁止抱婴幼儿从阳台、窗户向楼下观望 ◎ 开关门窗要小心，避免夹到婴幼儿。各种家具的抽屉用后要上锁，冰箱在不用时要随时锁住，以防夹伤婴幼儿 ◎ 药品、爽身粉、洗发水、洗涤剂、消毒剂、盛开水的容器、引火器具，以及一些较为贵重的物品等，一定要存放于婴幼儿够不到的地方 ◎ 绝对禁止婴幼儿独自一人进食瓜子、带核果品、带刺（骨）食品、各种豆类等 ◎ 室内地面要防滑，要确保无活动的地板砖，装饰物最好不使用玻璃制品或带有尖角的 ◎ 严禁在窗前摆放桌子、椅子，以防形成阶梯，婴幼儿爬上窗台后发生危险 ◎ 教育婴幼儿不可以独自去厨房，厨房门要加锁 ◎ 做饭时，最好把锅具的手柄向内放置，以免碰翻后伤及婴幼儿 ◎ 检查烤箱、微波炉绝缘层的性能，确保不会导热或导电，此类用具用完后要随时切断电源，并加以防护。刚从烤箱中取出的烤盘以及刚使用完毕的电磁炉千万不能放在婴幼儿能够摸到的地方

要点	具体措施
居家	◎ 厨房中各种刀具、餐具等尖锐或易碎物品要存放于婴幼儿无法接触的地方 ◎ 各种洗涤剂、去污剂要存放于婴幼儿无法接触的地方，低矮的储物柜要加锁，厨房中的杂物要随手清理 ◎ 厨房中切忌存放有毒物品或药品等 ◎ 不能当着婴幼儿的面使用刀、剪等锐器，以防婴幼儿模仿